ひとのこころ と からだ

# いのちを
# 呼びさますもの

稲葉俊郎

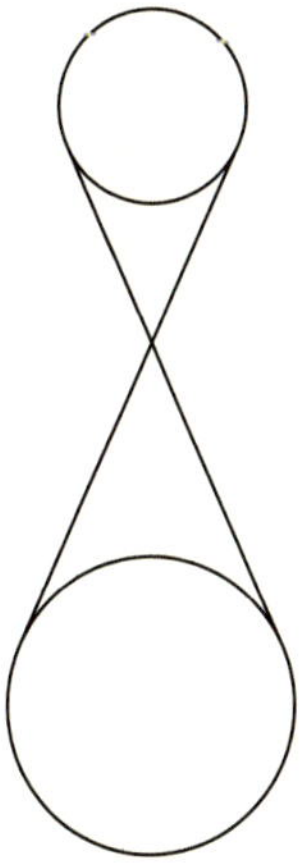

# はじめに

こういう光景を覚えている。

天井が見える。自分は天井と向き合っている。視界に人が入ってきたり、消えたりする。

天井には模様があり、シミがある。天井との間にある空気の層が刻々と変化しているのがわかる。光が差し込んで明るくなったり、光が立ち去って暗くなったりする。けれど、いつも変わらず見えているのは天井とシミだけだ。天井の向こうに何か「別の世界」があるような気がするのだが、天井で仕切られてしまっている。

天井と自分の間の右側に、円形の袋と液体が浮かんでいる。そこから一滴一滴、球体の雫《しずく》が落ちている。雫が一つひとつ通り抜けていく装置があり、それと自分が繋がっているため、体の右側は動かない。落ちてくる雫と動かない右手が関係性を持って自分の中に溶け込んでいるのがわかる。

鼻の穴には管のようなものが入り込んでいる。天井と自分の間の左側にも、円形の袋と液体が浮かんでいる。その液体はドロドロしている。この泥のようなものは、どうも鼻と繋がっているようだ。高さが少しずつ減少し、いずれなくなる。あの泥は一体どこに行ったのだろう。

雫が見えなくなると、誰かが来る。すると、別の液体が繋がれ、雫が落ち始める。また一から始まり、終わりはない。

その一滴一滴の球体を飽きずに観察し続ける。起きている間は雫を数えている。ひとつ、ふたつ、みっつ……。意識を保てなくなるとそのうち、突然強制的に目が閉ざされる。そして目が覚めると、いつもの天井とシミが見える。空中には円形の袋と液体が浮かんでいる。また、新しい一日が始まる。

今でも時々、ベッドに横になり天井を見ていると、こうした光景が思い出される。どうやら、子どもの頃の記憶のようなのだ。

私は体が人一倍弱かったらしい。体が〝うまくかみ合っていなかった〟ということなのだろう。よく入院していたため、小さい頃の記憶は病院のことが大部分を占めている。そこにはいいも悪いもなく、判断や評価という価値基準もまだなく、見えている世界を見えているままに観察していた。それが世界のすべてだった。

いつ死ぬかわからない命がけの時代を経て、今は元気に生きている。だからこのように文章を書くことができるし、言葉を届けることもできる。いろいろな方の助けのおかげで「いのち」を長らえることができた。生き続けているだけで、十分すごいことだと、身に沁みて実感している。その恩返しをしたいと思ったことも、医師になった理由のひとつでもある。

私だけでなく、どんな人でも命がけの時代を経て、今を生きている。誰ひとりとして例外はない。赤ちゃんとして生まれてきた時は、誰もが圧倒的に弱い存在だった。誰かに守られ、大切にされないと生きていることすら保てなかったはずなのだ。今、生きているということは、誰もがそうした時代を経て、生き残っているということの証でもある。

ただ、多くの人はそのことを忘れてしまっている。赤ちゃんや子どもを見て、そこに過去の自分を重ね合わせてみることは、忘れてしまった自分の来歴を思い出すためにも重要なことだ。

過去の幼く弱かった自分をよく覚えているからこそ、生きているということがどういうことなのか、切実な問いとして個人的に探求し続けてきた。

「いのち」とは何だろう。

生まれて、生きて、死ぬとはどういうことなのだろう。

生きていることを保ち続けるとはどういうことなのだろう、と。

生きていること自体の不思議さ。それは果てしなく答えなどない問いでもある。ひとつの峠を越えて一息つくと、また向こうに大きな山が見えてくる。

「いのち」の根本の問いに対して「Why?（なぜ？）」を突き詰めていくと、神話や物語や宗教の世界と出会い、「How?（どうやって？）」を突き詰めていくと物理学や化学や医学などの自然科学の世界と出会った。そうして未知の水源を探るように、自分なりに「いのち」について探求し続けてきたのだ。

医療現場で臨床医として働きながら日々感じることとは、「医療の本質とは何だろう」ということだ。つまり、「こころ」「からだ」「たましい」「いのち」と呼ばれているものはどういうものなのか、その本質に至ることでもある。それは、さまざまなものをひとつの統一体としてみずからの中に持ちながら、知らず知らずのうちに生きている人間とは何なのだろうかと問い続け、考え続けることでもある。

「自分」という存在は、思っている以上に広く深く大きな存在で、なかなかその全体像は見えにくい。頭の先から足の先まで、体の表面から内臓まで、起きている時から寝ている時まで、生まれ落ちてから死んでゆくまでを含んでいて、人類という種や、生命という流れ全体をも含んでいる。

この世に生まれ、生きている以上、いつか必ず死を迎える。それは、生きているものすべてにとっての〝けじめ〟のようでもある。だが、臨床現場では不条理を感じることも多い。生後すぐや数日で命を落とす場合もあれば、病気で亡くなる子どももいるし、複雑な病や障がいを多数抱えながら生きている人もいる。困難に直面し、どうしようもない大きな運命に流されるような人生を垣間見ると、ふとそうした人間の生命現象の根本について考えざるを得なくなる。

だからこそ日々の診療では、体だけを診るのではなく、心や命そのものと向き合ってきたつもりだ。自己満足かもしれないが、そう思って取り組まないと、自分自身とも折り合いがつかない。

医師として、それが相手のためになり、心と体の深い理解に至るためであれば、西洋医学にこだわることなくさまざまな領域から学ぶ必要があると感じてきた。そうした思いから、伝統医療、民間医療、補完代替医療などを広く学ぶようになったのだ。既存の「医療」「医学」と呼ばれる領域を越境せざるを得なかったというほうが正しいかもしれない。

「医療」を狭い枠内で捉えると、見落としてしまったり、こぼれ落ちてしまうものが多くある。「からだ」や「こころ」や「いのち」について深い理解に至ることが、医療の技術などの枝葉よりも、まず基礎となると考えている。そしてそのことは、生きとし生けるどんな存在にとっても何より重要なことではないかと思うのだ。

誰もが頭や知識では知っている。体を大切に、心を大切に、命を大切に……言葉では重々わかっている。それが単なる概念的な知識ではなく、すべての体の細胞で身に沁みて感じられ、行動をともなうために、そして私たちの深い場所で働いている「いのち」の声が全身に届くためにも、そこへ至る特殊な通路や扉が必要だ。そのためには、「言葉」がその運び手としての役割を果たしてくれる。もちろん、適切な「時《とき》」も必要だ。時が満ちないと、扉は開かないこともあるからだ。

先人の文化や生命の営みを受け継ぐように、「生きている」私たち全員の奥底で働いている「いのち」の響きを、ともに感じることができればと思う。

目次

# 序章

# すぐれた芸術は医療である

## ◉健康であるということ

人の体は、約60兆個の細胞からできている多細胞生物である。

1つでもなく、100個でもなく、100000000（1億）個でもない。60000000000000（60兆）個という途方もない数の細胞の集合体なのだ。皮膚も頭も内臓も、すべてが一個一個の細胞の協力と共同作業により人の体は成り立っているが、生まれてからあたりまえのように与えられているために、自分の体について考える機会は少なく、ほとんどの人が何ひとつ知らないうちに人生を終える。

母親のおなかの中で目に見えないほど小さな時から、肉体は生命活動を続けている。心臓は鼓動を打ち、生命は日々更新され続けている。時が満ちると、狭く暗い場所から、この世界に生まれ落ちる。生まれた直後から全身で息を吐き出し、全身で酸素を吸い込む。自分の力でお乳に吸いつき、便や尿も全身をくねらせるようにして排出する。

体の中で数えきれないほどの共同作業が行われて生命が維持され、人は生きて、そして生き残っている。体の「部分」と「全体」とが協力し合い、ひとりの人間という「全体性」を成立させている。一体、体の中で何が起きているのか、私たちは知る由もない。

だからこそ、病気になったり不調になった時に初めて、そうした見えない仕組みが体の中に備わっていることに気づくのは皮肉なことでもある。細胞一つひとつが体全体の中で動き続けることで、人の生命活動は維持され、生きている。それは時の流れがつくり上げてきた「いのち」の歴史、「いのち」の流れとしか表現できないものだ。

そんな〝スーパーシステム〟を持つ私たちが生きていることは、あたりまえでも何でもなく、実はとてつもなく大変なことなのだ。あらゆる細胞や臓器が協調し合い、調和することによって、私たちは生きている。日々を生きることは、綱渡りのように命がけで、奇跡的な共同作業の連続なのだ。

人間の生命を維持しようと懸命に働く、細胞という小さな生命からの〝バトン〟は正確に、毎日渡されている。そう考えると、一日は同じ一日ではなく、異なる日としてやってくる。時間が進んでいくように、生きている自分自身も刻々と変化し続けている。だからこそ、人は必ず老いるし、病気にかかることもある。それは恐ろしいことでも何でもなく、宿命であり、あくまでも変化のひとつなのだ。

しかしながら、西洋医学において「病」とは、人をおびやかす侵略者であり悪の存在であると捉える。そのため、「病」を倒すことが至上命題となる。「病」とは何かをまず定義し、「闘病」という表現があるように、病気と闘い続け、勝利を収める必要があるのだ。「病」が中核に据えられた医療の場が、「病院」という名称で呼ばれているのも当然だろう。ただ、なぜ「病」になったのか、「病」はそもそも何を訴えようとしているのか、その声に静かに耳を傾け、対話する機会にはなかなか恵まれることがない。

医療現場にいると、こういうアプローチだけでは、大きな限界があることを日々感じていた。なぜなら、「病」に勝利し、表面上では見えなくなったとしても、根本原因が変化していなければ、また別のかたちで何度も現れてくることを経験していたからだ。

心や体のことを学び、医療の歴史を学ぶなかで、西洋医学よりもはるかに歴史の長い伝統医療や民間医療では、そもそもまったく別のアプローチで心や体に対応してきたということに気がついた。

伝統医療では自分にとっての「健康」を最初に決め、自分がどこへ向かっていきたいか、目的地を決める。そのためには、自分の人生で大切なことを改めて問い直す必要がある。次に、そこへ向けて今何ができるかを主体的に考え、自分が主役となり、自分自身の心や体の問題として取り組んでいく。

「健康」とは、「調和」と言い換えることもできるだろう。今の状態が「不調和」か「調和」なのかを、心や体と対話していく。細かい病名よりも、いかにして自分自身にとっての調和やバランスを獲得していくか、ということが大切なのだ。

改めて考えてみると「病気」は定義しやすくても、「健康」を定義することは極めて難しいことがわかるだろう。100人に聞けば、100通りの答えが返ってくるはずだ。誰かが決めた「健康」が必ずしも自分に当てはまるとは限らないし、「病気ではない」という状態だけのことを指すのではない。世界保健機関（WHO）によれば、「健康とは、病気でないとか、弱っていないということではなく、肉体的にも、精神的にも、そして社会的にも、すべてが満たされた状態にあること」と定義している。つまり「健康」とは、自分自身が主観的に実感をともなって体感される、心身の状態のことをいうのだ。

今一度、自分自身にとって「健康」とは何か、「健康な状態」とはどういうものかを考えてみた。それは、生きる実感と生きる喜びを自然に感じている時だ。そして、周囲の人々に対して、「ありがたい」という思いが自然にふつふつと湧き起こる時でもある。自分自身はもちろん、それを成立させている関係性とが響き合い、心地よい関係性を保っている時こそ、心身ともに健康であると感じるのだ。

自分の中にある過去の記憶をたどり、健康や調和、幸福感を強く感じた時を思い出してみてほしい。この世に生まれ、一日一日を精一杯生きてきた過去が誰にもあるはずだ。

私の場合、子どもの頃は思うように体が動かず、何かをすればすぐ熱を出し、寝て過ごすだけの日も多かった。でも、そうした体の不自由さ以上に、精一杯、日々を生きていた。誰かを恨むこともなく、誰かのせいにすることもなく、与えられた条件をまるごと受け止めながら。痛かったり苦しかったりしたことも多かったが、すべてをありのまま受け入れ、全身全霊で生きていた。毎日が生きている実感にあふれていた。そして、同時に、周りの人々のおかげでこうして生きているのだと、どこから湧いてくるのかわからない感謝や幸福感で心は満ちていた。

傍目には、病気に苦しむかわいそうな子どもに見えたかもしれないが、自分にとっては心も体も満たされていたのだと思うし、そうした過去の自分の体験や記憶が、今の自分の「健康」への基準になっていることにも気づく。体が動けば、心が向かいたいほうへと自由に行くこともできるし、全身で体験することもできる。それこそ健康だからこそできることだろうとも思う。

今、私は生きていることを強く感じている。それは自分自身の力だけではなく、周囲からのあらゆる協力のおかげであることも同時に強く実感している。こうした心身の状態が、私にとっての「健康」だ。そうでない時は、生きている実感が持てないし、誰かを思いやる余裕もない。自分自身とのずれや違和感がある時は、本来の状態に戻りたいというみずからの深い場所から「いのち」の脈動が芽生え、心身は光を求めるように動き出す。そのような身体感覚をもって、健康なのか、健康ではないのかを私は見分けているようだ。みなさんにとって「健康」とは、果たしてどういうものだろう？

人は誰もがそれぞれの絶対的な人生を生きている。誰かと比較することはできない。それは、心や体に関しても同じことがいえる。生まれた時から与えられた心や体に最大限の敬意を払いながら、その人にとっての調和を、人生というプロセスの中で実現していくこと。そういう考え方のほうが、より長期的な視点に立った休の見方ではないかと次第に思うようになっていった。現代医学の「病気が治るから元気になる」という考え方と、「元気になったから病気が治る」という伝統医療のような考え方は、それぞれ善悪や優劣ではなく、アプローチの違いなのだ。

「病気を治す」という考え方だけに固執すると、生活や人生は「病気」を中心に動いていくことになる。自分の体や心を戦場だと考え、日々、闘わなければならなくなる。

一方、「元気になる」「健康になる」という考え方を重視すると、生活や人生は「元気」「健康」を中心に動いていくことになる。体の声を聴き、対話をし、病気や痛みなどできる限り向き合いたくない相手とは距離を取りながら、時には正面からぶつかり向き合わざるを得ない場合もある。そうしたなかで、病気や痛みと共存できる道を探しながら、ともに生きていく新しい道を発見していく。

人間の体は、調和と不調和の間を行ったり来たりしながら、常に変化する場なのだ。全体のバランスを取りながら、その根底に働く「調和の力」を信じ、体の中の未知なる深い泉から「いのちの力」を引き出す必要がある。それが、人の「全体性を取り戻す」ことにほかならない。

「全体性」という言葉でイメージしにくければ、元気・健康・調和などの状態を表す言葉で置き換えてもらってもいいだろう。人間は生きていると、それだけで全体性が失われてしまう存在だ。

では、「全体性を失う」とは一体どういう状態なのだろう。

体は60兆個の細胞で成り立っているが、常にすべてを意識しているわけではない。自分の生き方やライフスタイルに合わせて、どうしても偏りが出てくる。例えば、内側の臓器よりも表側にある筋肉を、筋肉の中でも小さいものよりも大きく目立つ筋肉を、寝ている無意識の状態よりも起きている意識の状態を、足や手の先よりも体幹の大きく目立つ部分を、全身よりも手や脳を重視するあまり、どうしてもバランスは崩れてしまう。とくに現代生活においては、体を部分的に酷使することが多くなってしまい、体全体の調和が保てなくなる。

そうした体の調和を取り戻すプロセスこそ、「いのち」が生きているプロセスそのものなのではないかと私は感じている。それは赤ん坊のように命を剥き出しに全身全霊で生きる在り方であり、人間の原点であり原型だ。全体性を整えていくのは自分の体であり、自分の心である。それが「治る」というプロセスに含まれているものなのだ。

このことは、人が生きていくうえで、とても重要なひとつの原理・原則のように思える。しかしながら、大学では西洋医学しか学ばないし、医師国家試験でも西洋医学の知識しか問われない。そうした「医療の本質」ともいうべきことについて、そもそも学ぶ機会がないのだ。

### ◉「芸能」という宇宙に込められたもの

西洋医学以前の医療では、どのように体を捉えていたのかを知りたくて、医療の歴史をたどってみることにした。

日本の医療の歴史について書かれた教科書を読むと、日本の医療にはオリジナルなものはなく、中国医学やインド医学（アーユルヴェーダ）に蘭学、ドイツ医学、アメリカ医学など、海外のものを受動的に取り入れてきた歴史だと書いてある。

しかし、物事の原点を知りたい私は、本当にそうなのだろうかと常々疑問に思っており、医療の最先端の現場で働くようになってからは一層、温故知新を強く感じるようになった。古代から変わらないであろう、伝統の中で培われてきた心身の深い知恵にこそ、自分が考える医療へと繋がるヒントがあるのではないかと思うようになったのだ。

そのきっかけのひとつが、「能楽」だ。

学生時代、海外をバックパッカーで旅した。その時、外国人から「日本の能楽という神秘劇のことを教えてほしい」と言われたのだが、何も答えられず、帰国後、すぐに国立能楽堂へ行った。

初めて見た能は、何が起きているのか、さっぱりわからなかった。いつのまにか寝ていたりもした。何がいいのか頭ではまったく理解できなかったが、その巨大な謎に対して強烈に惹かれている自分もいた。それから定期的に能楽堂に足を運ぶようになった。強烈に惹かれているのに頭では理解できない、その落差やずれこそが、自分にとって重要なことだと思ったからだ。惹かれているという身体感覚を大切にして、その後も多くの能舞台に足を運んだ。

医師となり、慌ただしい日々に能のことなどすっかり忘れていた2011年3月11日、東北で震災が起きた。私はすぐに、医療ボランティアとして手伝いに行ったが、そこでは多くの人々が途方に暮れていた。一般の人はもちろんそうだが、プロの医療者も、何もない状況の中で果たして何をすればいいのかまったくわからず、呆然と立ち尽くすしかなかったのだ。

震災や津波、原発事故の影響は甚大なもので、とくに津波の現場では多くの死者が出ていた。埋葬もできないままの、圧倒的な死者の数を目にした。その時に、西洋医学は死を防ぐためにいろいろな技術や薬を生み出したが、死を迎えたあとの対応に関しては何の準備もない、ということを改めて思い知ることになった。死への対応は、西洋医学の枠外の問題だったのだ。

医療現場にいると、「生」だけではなく多くの「死」にも遭遇するし、「いのち」が、生も死も含んだものであることをいやがうえにも痛感する。さらに震災の経験を経て、「死者の鎮魂」ということを以前より強く考えるようになった。

そんな時、能楽をはじめとした日本の伝統芸能には、さまざまなかたちで「鎮魂」を目的とした芸能が確実に伝わり残っている、ということに気がついた。学生時代に理由もわからず全身で体験していたものが、今、自分が求めているものとぴたりと符合していることに気づいたのだ。過去の自分から、未来の自分へとバトンを渡されたような感覚だった。医療現場での多くの経験を通して、いかに能楽が死者を主役に据えながら鎮魂を扱ってきたか、そして自分自身、なぜ能に惹かれていたのかを知ることになった。

能のなかに秘められた智慧や文化をもっと知りたくなり、能楽の稽古にも励むようになった。能楽における古《いにしえ》の体の使い方や、能装束などの衣装、地《じ》謡《うたい》や囃子《はやし》（笛、小鼓、大鼓、太鼓）などの音楽性にも魅力を感じていたが、実際に自分が演じる側にまわってみると、体感でしか得られない多くのことを学ぶようになった。その結果、日本の医療の歴史の中で見落とされてきた、あることに気がついたのだ。

能楽以外にも、狂言や歌舞伎、人形浄瑠璃、武道、華道、茶道、書道、香道、和歌、舞踊、雅楽、陶芸、工藝、民藝など、あらゆる伝統芸能や美の領域に、心や体に関するあらゆる智慧が詰まっていると考えていたのではないだろうか。つまり、心や体を調和の場であると捉え、「道《どう》」や「美」の中で心身の調和を見出し、目指すべき道標としていたのではないだろうか。

能楽のみならず、伝統芸能における体の使い方は、歳をとればとるほど質が深まる動きであり、年齢や状態に応じた体の調和を目指している。それは、短期的な視点ではなく、長期的な視点で体と付き合っていこうとするからこそたどり着けるものだ。

「道」や「美」という調和の場を目標とすることで、体や心はおのずから整っていく。その結果として病気が良くなっていくこともあるだろうし、病気がそのままであったとしても、心や体とのより良い共存・共生関係に至ることができるのだ。

そんな折、改めて、能楽の大成者である世阿弥の『風姿花伝』を読んでみたところ、ある一節に驚いた。

---

（祕）儀に云《い》はく、「そも〳〵、藝能とは、諸人《しよにん》の心を和《やは》らげて、上下の感をなさん事、壽福増長《じゆふくそうちやう》の基《もとゐ》、遐齡《かれい》・延年《えんねん》の法なるべし。極《きは》め〳〵ては、諸道悉く、壽福延長ならん」となり。

「第五奥儀讃歎云《おうぎにさんたんしていはく》」『風姿花伝』（岩波文庫）より

自分なりの言葉で訳してみる。

「そもそも、藝能とは、みんなの心を和《やわら》げて、上や下などという考えから自由になって、寿や福を増やしていき、寿命を長くするためのものなのです。すべての道は、極めるとすべて同じことです。寿や福を増やしていくためのものなのです」

ここでは能楽の奥義を語っている。それは秘儀でもあり、芸能の真髄でもある。これこそ、芸能の本質であると同時に、医療の本質ではないだろうか。「藝能」の部分を「医療」に入れ替えてもまったくその通りだと思う。医療も、心穏やかにして過ごせるサポート、誰かの人生との比較で振り回されずに自分らしい人生を精一杯生きていくことのサポート、そして長生きしながら幸せに生きていくことをサポートするためのものではないだろうか。病と闘い、打ち勝つことだけが、「いのち」の本質ではないのだから。

世阿弥をはじめ、古典とされる芸能に携わってきた先人たちは、体や心を本質的に真剣に追究した人たちだったからこそ、医療をも包括した「芸能」というひとつの宇宙をつくり上げたのだろう。

日本の古典芸能には、まだ読み解かれていない未来への無限の可能性が含まれている。心や体を調和的に整える実践的な智慧を豊富に蓄えているのだ。現代医療が忘れかけているとても大切な本質をこそ、能楽は静かに私たちに語りかけている。

能楽は、死者の思いを受け取り、ともに悲しみ、ともに泣き、魂を鎮める鎮魂の役目さえも果たしてきた。古代の日本で多くの和歌が詠まれたのも同じことだろう。言葉の力（日本には「言霊《ことだま》」という言葉がある）による鎮魂が、重要な役割を果たしていたのだと思う。だからこそ農民から天皇までが多くの和歌を詠み、『万葉集』に平等に残されている。また、物語も人々の心を癒してきた。芸術が、死者の思いを受け取り、より良い方向へと繋げていく鎮魂の役割を果たしていたという事実から、医療ももっと学び取るべきだろう。

すべての古典芸能や芸術、美の世界は、未来の医療に繋がる〝種子〟を含んでいる。日本は「美の国」であるといわれるが、それは死や悲しみなど人類が深く心に抱えるさまざまな葛藤を、美の次元へと高めたプロセスが「かたち」として脈々と伝わっているからこそ、成し得たことだったのだろう。能楽を含む古典芸能は、祖先からの愛や思いが満ちた、タイムカプセルのような未来への贈り物なのだ。

あとは、現代に生きる私たちが、芸能、芸術、道、美、体の本質をともに考え、古典芸能を伝え続けてきた人たちの思いをしっかりと受け止めることが始まりになるだろう。そのうえで、「道」や「美」という抽象世界に凝縮されている秘されたメッセージを解読し、次の世代へと渡していく必要があるのではないだろうか。

すぐれた芸術は医療であり、すぐれた医療は芸術である。

「美」も「医」も、本質的には同じところから発していて、それは自分や周りを幸せにし、引いては社会全体も幸せにするための手段だったのだ。

私が目指す医療もまったく同じだ。人の全体性を取り戻すこと。それは医療の観点から見ると養生法となり、芸術の観点から見ると創造行為になる。医療も芸術も、入り口は個人にあり、同じ部屋を通過して、出口が異なっているだけではないだろうか。医療で体や心が治っていくプロセスと、芸術の過程で起きているプロセスとが、同じ場所を通過していることを実感として感じているからだ。

ならば、どうやって全体性を取り戻せばいいのか、本書で解き明かしていきたいと思う。

# 第一章　体と心の構造

## ◉体との対話

日々診療を行うなかでいろいろな病気の方と出会うが、単に体の症状や病を診るだけではなく、広い意味での「対話」を行っているといえるだろう。それは、患者さんと言葉で行う対話もあるし、体から発せられる病や症状という、声なき声を通した体との直接的な対話もある。その場合は、頭で練り上げられた言葉を介さずに、体そのものから送られるメッセージを読み解くように対話をする。私自身どちらかといえば、言葉を鵜呑みにせず、体の正直な反応こそ本当の〝声〟だと考え、極力、耳を傾けるようにしている。

例えば、「胸が痛い」「お腹が苦しい」という訴えを聞くことがある。それはあくまでも頭が解釈した「言葉」だから、途中で何重にも加工・編集されている可能性がある。「きっとこうだろう」「きっとこうであってほしい」などのさまざまな推定や希望、思い込みが混在して、脳は必死に言葉を検索し、繋ぎ合わせ、もっともらしい理由をつくり上げることに長けている。それは頭の立場からすると、納得できる言葉を探し出し、頭の混乱をとりあえず落ち着けようとする優しさの愛情表現でもあるのだが、むしろ現場を混乱させることも多い。

最初に小さな訴えがあった場所と、最終的に症状として現れる場所が違うことがある。体全体にささやかな注意を向けながら触れてみると、体からの生の反応が直接返ってくる。「腰が痛い」という訴えをもとに腰に触れてみると、確かに腰は苦痛を訴えているのだが、原因がそこではないことがわかる。背骨と連動し、頭と連動し、姿勢全体と連動しているために、普段の立ち方、座り方、姿勢そのものの問題として、腰というその人の弱いところにたまたま出ているだけなのだ。

体に触れると、頭で変換した「言葉」の解釈が入らない体の素直で正直な訴えを聴くことができるのだが、多くの人は、その小さな声に気づくことなく、見過ごしてしまっている。

そうした頭由来の「言葉」と同じくらい、体そのものとの対話を通して、一人ひとりの体の中にはあらゆる過去や時間が天然濃縮ジュースのように圧縮され、情報として残されていることを感じる。一人ひとりがいかに個別で、独自で、オリジナルで、唯一無二な存在なのかということを強く感じさせられるのだ。誰ひとりとして同じ体を持ってはいないし、同じ人生はない。それはあたりまえのようだが、改めて考えてみると驚くべきことだ。独自性やオリジナリティというものは、実は特別なことではなく、その人本来の在り方のことをいっているだけではないだろうか。

英語での「Origin（オリジン）」も起源や原点を指すし、その人本来の起源に繋がっていることがオリジナルなその人なのだろう。体に触れて体そのものと対話していると、その人がどういう人生を送り、どういうふうに生きてきたのか、その時間の流れそのものがその人を形づくっているのだということに気づくはずだ。

## ◉医療の本質

体が弱かったにもかかわらず一命を取りとめたことで、私は体に対する興味が人一倍強かった。そのこともあって、職業としては医師になることを選んだ。ただ、職業とは「既製服（レディ・メイド）」のようなものだと考えている。ある平均値を目指してつくられたものであり、名前がすでにある職業は、誰かが型をつくってきたものでもある。しかし、必ずしも既製の職業が全員にフィットするものではないし、例えば袖が少し短かったり、肩が少しきつかったりすることもあるだろう。衣服の鋳型に自分を合わせるのではなく、もっとも居心地よく自分らしくあるために、よりフィットするものへと個々人がつくり替えていく必要があると考えている。

だから、私自身も既知の職業ではないものを追い求め続けている。一般的な「病院」というイメージや「医師」というイメージの枠組みの中で生き続けることが、私にはどうも窮屈に思えて仕方がないのだ。

私が常に考え続けている「医療の本質」というものは、「病院」や「医師」という言葉の中だけに収まるものではない。人間が持つ体や心、魂や命、そして人間だけではなく生命そのものに対しての態度や向き合い方、考え方の中にこそあるのではないかと考えている。

西洋医学における専門化は、どうしても部分へ部分へと枝分かれしていく傾向にあり、人間まるごとの全体性を扱おうとする医療の根本から離れていくように感じてしまう。その違和感をこそ、私は大切にしている。それは本来のあるべき自分自身と現状の自分とがずれていることの証拠なのだから。

医師となり、自分の専門分野を決める時、心臓を選んだ。緊急の場合、一刻を争うのはおもに心臓であり、研修医時代にその必要性を強く感じて、心臓への興味が湧いたのだ。

もともとは「こころ」や「たましい」や「いのち」といった目に見えないけれど、私たちを形づくる本質的な世界に強く惹かれていた。しかし、職業としてはあえて、物理的な「心臓」を選んだわけだ。心臓を専門にしているものの、ひとりの人間という全体性、「いのち」という全体性を考えたいという思いは変わらない。心臓は体の一部分だが、人間や命という全体と対峙するための糸口でもある。そのための入り口として、心臓を専門的に深く学びたいと思ったのだ。

私たちがあまり深く考えなくとも成立しているこの命は、あっという間に崩壊し、失われてしまうこともある。命とは、常に不確実なバランスの上に存在していて、そうした現場に立ち会うと、数分の出来事に呆然とするとともに、医師としてもっとできたことがあったのではないかと葛藤する。それと同時に、命自体が生きようとする強い力を、改めて発見して驚くことも多い。医療スタッフも家族も、誰もがもうダメかと思った時、驚異的な命の力で死の淵から生還するケースも、思いのほか多く経験する。だが、そうしたケースは「稀な例」として、教科書や論文などには出てこない。だからこそ、儚く脆い微妙なバランスの命と同じくらい、いやそれ以上に、強くしなやかで、驚異的で絶妙なバランスの命に突き動かされる「いのち」の本質とは何なのか、自分なりに考えたいのだ。

人は誰もが生きている限り、体を構成するあらゆるものが最後の最後まで、どうにかして生きようとあらゆる可能性を模索している。その圧倒的な命の力を前にして、自分の非力さを感じることも多いが、その力が十分に発揮できるように環境を整えることで、相手の生きる力に貢献しているのだと思いたい。

若い時は、難しいことを考えずに目の前の患者さんの心臓を治療することに集中していた。病院に泊まり込んでは、他のことを考える余裕もなく、目の前のことに全身全霊で取り組んでいた。しかしだんだんと、ふと立ち止まることが多くなってきた。心臓を良くしたと思っても、数年経つと再発する場合もあるし、その他の病気が原因で亡くなってしまうこともある。うまくいった時よりも、うまくいかなかった時のことばかり思い出され、もっとうまくやれなかったかと後悔することも多い。

自分がやっていることは本当の意味で相手のためになっているのか、独りよがりの自己満足ではないのか、相手の依存心を強めてしまい、その人の生きる力を損なっているのではないか、相手の人生を本当に尊重できているだろうか、他にもっといい選択肢があったのではないか……。けれど、日々の膨大な診療の合間では、立ち止まってばかりもいられない。その問いは先送りされ、心の奥底に抱きかかえたまま、日常の診療に戻ることになる。

人は誰もが生きていれば生活があり、暮らしがある。「Life（ライフ）」という言葉には、「生活」「人生」「命」など、複数の意味がシンボルのように重なり合っている。家族との暮らしや仕事があり、複雑な人間関係があり、人生の歴史がある。そこでつくり上げられた価値観やライフスタイルや人生哲学がある。

人の「いのち」を診るということは、病院の中だけでは完結しないということもだんだんとわかってきた。病院という特殊な空間での診療だけではなく、相手の暮らしの中で人生そのものと向き合う医療にも同時に取り組みたいと思い、2010年から在宅医療も週に一回行うようになった。病院では医療者が主役になりがちだが、在宅医療では相手の生活の中へ入り込むため、当然のように主役は患者さんそのものだ。

場が持つ無意識の力は強い。どんなに良い理想を掲げても、場が違えばいつのまにか力関係や関係性は容易に組み替えられ反転する。時に、善意も空回りする。場を変えてみないとその前提やフレームワークにすら気づけないことが多い。病気になって初めて、病人から見た世界がわかるように、場や状況は人の認識を大きく変える。医療者もまた、ひとりの人間として場や状況に影響され得る弱い存在なのだ。

在宅医療でご自宅へ訪問し、暮らしの中に入り込んで患者さんの体を診ていると、体と心とが分けることのできない、ひと繋がりの関係性にあることに改めて気づく。心で感じた痛みがスクリーンのようにして体に映し出され、症状として現れてくることがあり、体で感じた痛みが心の中にしこりのように残り続け、奥深い森から呻《うめ》きのように響き続けていることがある。体に触れることは心に触れることであり、心に触れることは体に触れることであると感じる。

生活や暮らしといったその人を支える全体性の中で症状を診ないと、今起きている事態がどういう関係性の結果として起きているのか、繋がりがわからないのだ。

だからこそ、その背景まるごと、その人を成立させているすべての中で診ることで、どうすればいいのかが次第にわかってくる。体を通して、その人の生活を含めた心や「いのち」そのものを診ることが、医療の役割なのではないだろうか。

もうひとつ、医療の根本を考えさせられることになった経験が、山岳医療だ。個人的な趣味の延長で山岳医療に携わってきた。大学時代から登山を本格的に始め、休みはすべて登山に費やしていた。自分の中にあるモヤモヤとした行き場のないエネルギーは、誰か人にぶつけても腑に落ちる答えが返ってくるものではなく、自分という存在をまるごと受け止め、受け入れてくれるのが、私にとっては山という自然そのものだった。

私もできる範囲で山への恩返しができないかと思い、山岳医療のお手伝いをするようになったが、山や自然の中のような何もないところで医療行為をするということは、いかに普段の医療が大量の物に依存しているか、ということに気づかされることでもあった。限られた環境の中で何が最善なのか、医療とは一体何なのか、そのことを改めて考えさせられたのだった。

## ◉部分と全体を診る

人間全体を診るには何かしらの手掛かりが必要だ。私はその入り口として心臓を専門にしているが、心臓を診ていると、心臓は体の「部分」として、その役割を果たしていることがわかる。体は心と表裏一体の関係になっていて、その人の全体性の中の歪みが、たまたま心臓という臓器に病となって表現されたのだと私は考えている。おそらく、その人にとっては心臓がもっとも感受性が強く、最初に反応することで全体のバランスを取ろうとしているのだろう。感受性が高く敏感なところが、全体のシステムのセンサーのように働くのだ。

感受性の高さは、脆さや弱さにもなり得るが、どう捉えるかで対応は大きく変わる。例えば、台風で木が倒れてしまった状況から考えてみよう。木を倒した直接の原因は激しい暴風であるが、別の見方をすれば、その時点ですでに木が倒れる条件はすべて揃っていて、たまたま到来した台風が最後のきっかけをつくっただけに過ぎないとも考えられる。その場合、原因は台風ではなく、その前の段階にあるのだろうし、結果だけを見るのではなく、細い糸を伝うように源流へとさかのぼってみる必要がある。そうしないことには、本当は何が原因なのかが不明なまま、根本的な解決には至らないからだ。

いくつかの複合的な条件が重なったうえで、最後の一手が閾値《いきち》を超えるきっかけをつくる。それは必ずしも最後の一手だけの問題ではなく、そこに至るまでのプロセスにもさまざまな問題が隠れているのだ。それは決してひとつではないし、問題が複雑に絡み合っていることも多い。人の体は複雑であり、これだという原因を特定できることは稀だ。

体全体の中における部分の役割を考える時、なぜそういう痛みや症状が起きたのか、プロセス全体の中で「読む」必要がある。起きていることの深層を「読み取る」力こそ、医療において大切なことだからだ。見えないものに目を凝らし、聴こえないものに耳をすます。そうした「読み取り」や「読み解く」力は、芸術や物語から学んできたことだ。

「部分」は「全体」を成立させるためにあるし、「全体」は「部分」がないと成立しない。

「部分」は「全体」のためにあり、「全体」は「部分」によって成立している。人の体や心は、まさに誰にとってもそれらを表すシンボル（象徴）のようなものだ。全体性を失った体や心に現れるさまざまな症状は、メタファー（比喩）

のように別の表現としてやってきて、その深層には何が隠されているのか、その意味を探らなくてはならない。

人には、必ず歴史がある。その人固有の歴史が年輪のように重なり合って体の中に存在している。それが人生の総体であり人の全体性を成すものだ。1歳には1歳なりの、10歳には10歳なりの、50歳には50歳なりの、その人しか知り得ない人生の厚みと深みがある。24時間365日、人生に関わっているのは、当事者である本人しかいないのだ。だからこそ、相手との距離を適切にとって、それぞれの生きてきた道のりを尊重しながら、人生を時が重なり合った重層的な視点でみるようにしている。

「みる」という言葉ひとつとっても、「見る」「診る」「看る」「視る」「観る」と、自分自身の姿勢でどういう関係性を結ぶことができるか、あらゆる立ち位置があることに気づくだろう。そうした視点は、生まれてから今までの時が重なったひとりの人生の全体像ともいえるし、生命の歴史の中で環境に応じて少しずつ変化し、現在の人間の体としてできあがるまでの、悠久の歴史にも繋がってくる。

私たちは、この体や心の複雑かつ巧妙なシステムを生まれながらに与えられている。それゆえ、その由来や来歴を改めて考えることがないのは極めて残念なことだ。人間の本質を深く学べば学ぶほど、歴史の流れを感じざるを得ないし、生命の数十億年の流れの中で、人間はこうした体や心の驚くべきシステムをつくり上げてきたということに深く感銘を受ける。

そのシステムの深い理解に至るには、やはり、物語や夢を読み解く力のような多角的な視点と自由なイマジネーションが必要であり、それが体の部分だけではなく全体を診るべき医師にとっても必要不可欠な力ではないかと考えているのだ。

## ◉体を構成する60兆個の細胞たち

私たちは体を与えられている以上、生まれながらに60兆個の多細胞からなる超巨大企業の運営を任されている。ノウハウも経験もなく、会社の全体像もよく理解できないままに、社長席に座っているようなものだ。

体の部分を担うそれぞれの臓器や細胞は一つひとつが生命として完成形に近いほど優秀であり、現場で働いている部下に任せていればほとんどのことはうまくいく。社長のような役目である脳は、部下としての体の細胞が円滑に働くことができるように、邪魔をしない程度に見守りながら協働していけばいいわけだ。社長が必ずしも偉いわけではないように、脳が必ずしも偉いわけではなく、それぞれの立場に応じてできることを行う必要がある。職業や役割に貴賤はなく、優劣があるとしたら、仕事への態度だけだ。

60兆個それぞれの細胞は、ひとつずつ生きていて、生命の光を放っている。

# 第一章　体と心の構造

現在の地球には70億人以上の人が住んでいるが、私たちを含めた70億人が今を生きていて、一人ひとりに個性があり固有の人生があることと同じことだ。私たちは体の住人のことをほとんど何も知らない。取扱説明書なんてものは存在しないし、あったとしても読んでいる暇もないだろう。見よう見まねでなんとか体を運用しながら生きていく過程の中で、自分自身の土台となる体や心の全体像に少しずつ気づきながら生きていくしかないのだ。

体は一つひとつの細胞抜きには成立できない。体の中で各々が役割分担しながら動いている。部分は全体のためにあり、全体は部分がないと成立しないのだ。そこでここからは、体の一つひとつの細胞の働きをいくつかピックアップして紹介していきたいと思う。

人間の活動において、考えたり、感じたり、悩んだり、迷ったり、喜んだり、怒ったり、悲しんだり、楽しかったり、そうしたことはすべて脳の活動の結果であり、それゆえ脳が占める領域が多い印象があるかもしれないが、実際にはにどれくらいの細胞があるかご存じだろうか。

人間の体全体が約60兆個の細胞でできているとすると、大脳の細胞自体はたった200億個程度（0・03％）しかない。大脳とは、首から上にある頭蓋骨の中にある神経を便宜的に呼んだもので、背骨の中を走る脊髄などその他のひと繋がりの中枢神経をすべて合わせたとしても、せいぜい2000億個（0・3％）といわれている。

つまり、大脳が200億個の細胞でできているとすると、残りの59兆9800億個（99・97％）の細胞が、体全体を共同運用していることになる。数を見ても明らかなように脳は体の中では少数派であり、それなのに一番大きい顔をしているのが特徴でもある。脳が考え、体に指示を送り、体は動く。脳が体を動かす司令塔としての役割を担っているため、そのように感じてしまうのだろう。自分たちのおかげで、体は動いているのだ、という上からの目線になってしまう。

ただ、脳とて59兆９８００億個もの細胞すべてを把握し管理しているわけではなく、せいぜい意識できる範囲でしか、脳は体を動かしてはいない。その大部分は、各細胞が寄り集まることで、脳からの指令を待つことなく、体を運用している。

体がそれぞれ運用していれば事足りるはずだが、それならばなぜ、脳ができたのだろうか。いきなりこの形が与えられたのだろうか。

まず脳の歴史をたどってみよう。脳は、情報を伝達する役割の司令塔を果たしているが、もともとは神経細胞というひとつの細胞から始まっている。神経細胞が1個だけで十分だった時は情報を伝えるのも簡単だったが、少しずつ複雑化していく過程で脳という大きな司令塔が必要になったわけだ。一つひとつの神経細胞ははしご状に繋がっていき、外側から受けた情報をリレーのように伝え、内側と相互作用しながら、体の中で情報を伝える神経がどんどん発達して寄り集まり、その集合体がひとつの塊となって脳へと進化していった（専門用語では「中枢神経」と呼ぶ）。それ以外の神経を「末梢神経」と呼び、感じるための「感覚神経」（入力側を担当）や、動くための「運動神経」（出力側を担当）と呼ばれるものになる。これらは基本的にひと繋がりのもので途切れるものではない。脳は、多くの神経細胞が情報効率化のためにひとつに集まったことが始まりなのだ。

それと同じように、一個一個の細胞が集まり、力を合わせることで肝臓や腎臓や心臓などと専門分化していった。それは、「神経細胞」（ニューロン）が網の目のように繋がってネットワーク化していくなかで、おむすびのようにギュッとひとつに固まってまとまると脳になるのと同じ構造なのだ。

神経細胞は、外から入力された情報を内部で伝え、そしてその情報を外に出力する。例えば、尖ったものが足の裏に刺さったとしよう。外から「チクッ」という刺激で伝わった情報は痛みとして感知し、情報は神経ネットワークを介して脳に伝えられ、「痛い」と言葉で言い、「逃げ出す」という運動で出力する。つまり、感覚神経である「五感」が外から情報を受け取って、神経細胞が内部で伝達し、運動神経により外へと出力し、表現する。情報を体の内部へ伝えることが神経細胞の役割なのだ。

体の外から中へと情報を取り入れる役割を果たす「五感」には、近い場所を感知する「触覚」と「味覚」があり、遠い場所を感知する「視覚」「聴覚」「嗅覚」がある。

触覚を感じるのは皮膚細胞である。歩いている時に、かかとや足の裏にあまり意識は向かないが、足裏に尖ったものがあると、一瞬で足の裏にも意識が向かうようになっている。なぜなら、足の裏の細胞もすべて生きている皮膚細胞であり、意識の上に上がって来ないだけで細胞は常に何らかの情報のやり取りをし続けているからこそ、非常事態や異変が起きた時にはすぐ意識が向かうような仕組みになっている。

皮膚細胞には触覚を感じる「マイスナー小体」と呼ばれる細胞や、振動の感覚を司る「パチニ小体」がある。何かに触れると、マイスナー小体の細胞が圧迫されて変形し、「触覚」としての情報を脳に伝える。音や声も、空気を振動させることで皮膚に伝わり、振動という情報として受信している。それは「振動覚」と呼ばれ、同心円状に細胞が寄り集まってできたパチニ小体が情報を受け取り、脳へと伝える。音は脳だけでなく、全身の皮膚でも感じている。それは、私たちが肺だけで呼吸しているわけではなく、皮膚でも呼吸しているのと同じことだ。仕事量の大小はあっても、全体でそれぞれに与えられた役割を果たしている。

次に「味覚」だが、味を感じるのは舌の上にある一つひとつの「味蕾《みらい》細胞」が感知している。味覚にも、甘味、酸味、塩味、苦味、うま味の五種類を総合的に感じているが、それもすべて一個一個の生きた細胞が寄り集まって、役割分担しながらそれぞれの細胞が会議し、その合議として、複雑な味の結論を提示している。

「嗅覚」を感じるのは「嗅細胞」であり、鼻の奥にある脳と頭蓋骨が接する場所で、鼻粘膜のクッションの中にすみ、においを感知している。嗅覚は味覚の2万倍ほど感受性が高い。嗅覚と味覚は密接に関連していて、鼻風邪を引いたり鼻をつまんで食事をすると味が変わって感じられるのは、実感したことがあるだろう。それは、まず最初に嗅覚を使って食べても安全かを判断して、それから口に入れていた名残かもしれない。食は、生命の根幹に関わるものだから、安全か危険かを判断するセンサーの感受性が高いことが必要とされるのだ。

「聴覚」を感じるのは「有毛《ゆうもう》細胞」であり、空気を介した振動が音として認識される。空気の振動は、耳の奥にある鼓膜を太鼓のように振動させ、「耳《じ》小骨《しょうこつ》」という骨で振動を増幅させる。耳小骨の中にある「あぶみ骨」は、全身に200個ほどある骨の中でも最小のものとされ、長さは3ミリ、重さは0・002グラムほどしかない（なぜこうしたものがどんな人の体の中にも正確に備わっているのか不思議でならない）。

小さな耳小骨で増幅された振動は、感覚器官である蝸牛《かぎゅう》（カタツムリのようならせん状の形をしている）の中にあるリンパ液を揺らす。振動したリンパ液を介して有毛細胞がその情報を電気信号に変えて、大脳へと音の高低や振動数、音響などの情報を細かに伝えていく。

ちなみに、耳は体のバランスを取る平衡感覚も担当しているが、進化の歴史の中ではこの平衡感覚のほうが原始的な機能として古くから備わっている。海から陸に上がった生き物は、空気の振動を音に変換して情報をやり取りするようになり、平衡感覚を担当していた耳の場所に、聴覚を担当する器官があとから引っ越してきたようなものなのだ。

## ◉視覚の発達

五感の中でも、飛び抜けて発達したのが、「視覚」だ。

私たち人間の目は、脳が変形してできている。脳の一部が飛び出して視神経となり、眼球の奥に敷き詰められ、目という視覚器を形づくっている。目の奥は脳に直結しており、脳そのものといってもいいだろう。

相手の目をじっと見つめていると、その人の中を見ているような不思議な感覚をともなう。「目は口ほどにものを言う」とはまさにそうで、目という臓器は知らず知らずのうちに多くのことを語っているのだ。「目を配る」「目を掛ける」など、心の動きと直結した言葉が多いのも、目の特徴を表している。言葉は、身体性と繋がった「身体言語」であるほど、私たちの体に実感をともなって沁み込んでくるだろう。

私たちが何か情報を得ようとする時、目から視覚的に得ることが多い。視覚は情報量が多いことがその理由だろう。視覚は最初に「全体」を把握して「部分」への理解へと至る、空間的な把握である。それに対して聴覚は、最初に「部分」を把握して「全体」への理解へと至る、時間的な把握である。視覚と聴覚とはそうした関係性にある。

それは絵画と音楽との関係性とも近い。絵画は視覚で全体像を見て、そのあとに部分としてのディテールを見ていく。全体の空間的な把握が、絵の強みだ。全体から部分へ。それに対して音楽は、時間の流れとともに音の部分を積み重ね、音楽の全体像を把握する。部分としての時間を重ねることで全体の把握へ至る。部分から全体へ。

視覚は光を受け取り、聴覚は振動を受け取っている。短時間での情報量は視覚情報が大きいため（交響曲などの音楽を一瞬で把握することはできない。必ず時間が必要になる）、人間の認識システムとしては視覚が大きく影響する。「百聞は一見に如かず」という言葉もあるくらいだ。そのことは短期的な判断や評価を求める現代の空気ともフィットするものだろう。

視覚の原点は、光を感じることにある。目は、光としてやってくる情報を取り込む入り口だ。外からやってきた光は、目の水晶体を通過して光を屈折させ、その奥に敷き詰められている網膜へと届く。この網膜には光を感じるための視細胞が一つひとつ、ベルベットのように敷き詰められている。視細胞は光をキャッチし、そこに脳から直接伸びた視神経へと情報が渡され、大脳へと光の情報を伝える。

網膜にある視細胞には、光の明るさや暗さを感じる細胞（細長い竿状なので桿体細胞《かんたい》［rod cell］と呼ばれる）と、それがさらに進化して光のエネルギーの違いを「色」として繊細に感じる細胞（円錐状の形をしているので錐体細胞《すいたい》［cone cell］と呼ばれる）との2種類が、脳へと光の情報を送っている。

まず、光の明暗を感じる働きを持つ細胞が最初に生まれた。光があるかないか、光か闇か、明るいか暗いか。私たちの意識活動も、無意識という暗闇の中で光を当てるサーチライトにたとえられることがあるが、そうした意識の発生にも光と大きな関係がある。

人類にとって「光」は、「火の神話」として、古代より象徴的に語られてきた。闇の中を灯す火は、光そのものでもあるからだろう。「火の神話」では、人類が「意識」を持ったことに対する多面性（いい点も悪い点も含む）が象徴的な物語で語られている。

例えば、ギリシャ神話に出てくるプロメテウスは、絶対神であるゼウスから火を盗み、人間に渡した英雄である。ゼウスは、人間が「火」（意識）を持ち、「知る」ことを許さなかった。そのため、プロメテウスは肝臓を鷲についばまれる罰を受けた。プロメテウスの犠牲のうえに、人間は「意識」を獲得し、「知る」能力を得て、「知りたい」という欲求や欲望が生まれたと神話は語る。「無意識」だけであれば、私たちは何かを「知る」という意識すら持ちようがないのだ。

一方、日本での「火の神話」は、西洋とは少し違う語られ方をする。『古事記』では、イザナキの妻・イザナミがさまざまな神を生むが、火の神・カグツチを生んだ時、性器を火傷して死んでしまう。偉大な母神であるイザナミは、自分の命を犠牲にして人間に火を与えたのだ。人間は何の苦しみもなく受け取り、神がその命と引き換えに人類の苦悩を引き受けたと神話は語る。その後、イザナキが妻のイザナミを追って黄泉の世界へ行く時、イザナキは暗闇の中で櫛に「火」を灯して妻の腐乱した死体を見る。「火」は「知る」ためのものだが、イザナキが知ったものは、「死」という辛い現実だった。

人間は「知る」ということを獲得したことでさまざまな進歩もしたが、いずれ死ぬ存在であるということも「知り」、それは人間が苦悩する大きな原因にもなった。世界中に残る「火の神話」には、「意識」を持ったことによる苦しさも喜びも含めた多面性が、シンボリックな言葉で語られている。

## ◉光の正体

では、そもそも「光」とは何だろうか？

太陽の光は、宇宙空間を貫通して地球まで伝わってくる電磁波の一種である。電磁波という物理的なエネルギーの中で、人間の視覚器が感知することができる可視光を、とくに「光」と呼んで「見て」いる。

電磁波という言葉は、携帯やWi-Fiなどでよく使われているが、果たして何なのだろうか。電磁波とは、空間の中に「電場（electric field）」と「磁場（magnetic field）」という2つの「場」が互いに影響し合いながら、光と同じ速さで空間に伝わる物理現象のことを呼ぶ。電気や磁気にはプラスとマイナスがあり、異なるものは引き合い、同じものは反発する。電気の力が働いている場所を電界や電場といい、磁気の力が働く場所を磁界や磁場という。電磁波は、光の速さで空を飛ぶ電力と磁力なのだと思ってもらえばいい。電力も磁力も、互いに影響し合いながらエネルギーで場をつくっている。そうした電磁波のエネルギーは、多くは人間の目には見えない。

光の波長はナノメートル（1ナノメートルは1メートルの10億分の1）で表されるが、人間の目の能力では、380ナノから780ナノの間しか見ることができない。780ナノより波長が長い赤外線、マイクロ波、電波などはすべて目には見えない。そのため、携帯電話やWi-Fiなどの無線LANの電波は目に見えないが、見えないからといって何もないわけではなく、物理的なエネルギーは存在している。

また、380ナノより波長が短いものには、紫外線や放射線（エックス線、ガンマ線）がある。波長が短いほど、波として振動する数が多いため、エネルギーは大きく、生体には危険である。紫外線は皮膚を黒く変色させるエネルギーを持つし、エックス線は医療でも検査や治療に使われている。ガンマ線は原子力エネルギーとして放出される強いエネルギーである。

私たちが認識できる「光」とは、そうした物理的な電気と磁気エネルギーがつくり出す電磁波のひとつである。そうした電磁波の一部を、「明るい」「暗い」という感覚がともなった「光」として人間は認識できるシステムを持っているのだ。

光の明暗を感じる細胞は、どんどん進化していった。光をより細かく感知するために「色」という認識の仕組みが生まれた。そこで初めて生物は「色」という概念を介して、この世界の複雑さや多様さと出会うことになる。

人間は、三原色（赤・緑・青）という3つの色の組み合わせで外の世界を認識しているが、もともとは四原色（赤・緑・青・紫外線）だった。生物の進化において、哺乳類は生き伸びるために夜行性になり、四原色から二原色（赤・青）へと退化したが、昼にも活動するようになった人間は再び三原色まで復活した。

光の電磁波の違いが「色」の正体だが、人間は赤を基礎にして緑を認識する細胞をつくった経緯もあり、人間が感じる赤と緑の光の波長は近い。色を識別できない色覚障害を持つ方に赤と緑が区別できない症状が一番多いのは、赤から緑をつくった進化の歴史と関連があるのだ。

進化の歴史からいえば、目の数も変化した。約2億年前頃（三畳紀）までは、光を感じるセンサーとしての目は4つあった。ただ、4つのうち2つは退化し、左右の2つの目だけが残ることになった。消えてしまった他の2つは、過去に「頭頂眼」といわれ、脳の一部としての視神経が頭頂方向へ向かって前後に分かれた視覚器だった。

頭頂眼は、頭の頂上から光を感じる器官だ。生命は長い時間、海にすんでいたため、海中から間接的に地上の光を感じようと頭頂眼が生まれたのだろう。暗い海底にいながら、遠く地上にある光を求めていたのだ。

今は、頭頂眼という器官は、カナヘビやムカシトカゲなど一部の爬虫類にしか見つかっていない。しかしながら実は人間も、受精卵から胎児へと発生していく過程で、頭頂眼の名残がつかの間できるのだが、すぐに退化して別の器官へと変化していく。

生物が海から陸へと上がった時、陸は光に満ちあふれた世界だった。そのため、光を感じる細胞は両眼だけで十分となったのだろう。けれど、頭頂眼はなくなってしまったわけではなく、他の重要な器官として、今も人間の体の中に存在している。その話はあとで詳しく説明しよう。

## ●植物性臓器と動物性臓器

このように「五感」は外からのあらゆる情報の入力を担当しているが、次に「出力」の役割をしているものを考えてみたい。

体を静かに内側から支えているのは骨であり、外に表現するのは筋肉である。骨は、おもにリン酸カルシウムという無機物が集まってできているが、その中に「骨細胞」という生きた細胞が存在する。骨の中にある出窓のような場所に骨細胞がすんでいて、骨をつくったり（骨芽細胞）、壊したり（破骨細胞）、忙しく働き続けながら、新陳代謝を繰り返して骨をつくり続けている。

全身の骨は200個近くあるが、その中でも「仙骨」は上半身と下半身を繋ぐ重要な役割を担っている。全身を連動して動かすために極めて重要な役割を持つ骨だが、体の奥深くに鎮座しているため自己主張が少なく、謙譲の美徳を持つ、いぶし銀の骨である。英語で仙骨を「holy bone（聖なる骨）」というが、それは全身を一体として動かすために重要な骨であることを示唆しているし、伝統芸能や古武道など、伝統的な体の動きに際しても仙骨は重要な場所として知られる。

仙骨は、背骨の一部である椎骨《ついこつ》が、15歳頃から寄り集まって合体し始め、35

歳頃になってやっとひとつの骨として完成するとされている。頭蓋骨も常に動き続け、80歳ぐらいで完全に癒合する。

そうやって骨は独自の世界の中で、日々変化し続けており、一つひとつの骨細胞が生きているからこそ、絶え間なく体の中で静かな調整をしている。それはまるで大きな大陸のように、骨もずっと動きながら繋がったり、離れたり調整をし続けているのだ。

出力を担当している筋肉は、「筋繊維」と呼ばれ、細胞自体が繊維状（ファイバー状）になった不思議な形状をしている。この特異な形は、働きに応じて最適な形へと変化してきた歴史の結果なのだろう。筋肉の姿・形の中に創意工夫の跡が見える。

筋肉は大きく3種類あり、1つ目は意識的に動かせる筋肉としての「随意筋」、2つ目が意識的に動かせない無意識が担当する「不随意筋」（内臓がその代表）、そして3つ目が心臓を動かす「心筋」である。意識と無意識に応じて、それぞれ特徴が異なった筋肉が担当している。

そしてもうひとつ、外からの情報を受け取って入力し、中で伝え外へと情報を出力するのは、外側にある五感や筋肉だけではなく、60兆個の細胞すべてが担っていることを忘れてはいけない。

細胞が寄り集まって臓器がつくられているが、そうした臓器は、体の中でどういう役割分担がされているのだろうか。わかりやすく分類すると、大きく「植物性臓器」と「動物性臓器」に分けられる。

植物性臓器とは、「呼吸（栄養物を取り入れる）」「循環（血液などを全身に配る）」「排出（外に出す）」を担い、動物性臓器は、「感覚（外界の刺激を感知する）」「神経（刺激を伝達する）」「運動（出力する）」を担う。

植物性臓器は命の根幹を担う重要な臓器でもある。植物性臓器では、食道や肺が入力を担当し、血液が伝達し、泌尿器や生殖器が出力を担当する。それに対して、動物性臓器では、五感が入力を担当し、神経が伝達し、筋肉が出力する。簡単にいえば、脳で動かすことができる臓器が動物性臓器であり、脳からの指令を待つことなく静かに働き続けている臓器が植物性臓器なのだ。

受精卵から60兆個の多細胞へと細胞分裂していく過程で、次第に植物性臓器は内側に嵌入《かんにゅう》し、動物性臓器が表面を覆うようになる。植物性臓器は「内臓（内側の蔵）」という言葉通り、生命を担う重要な臓器として体の奥へと収納される。動物性臓器には、そうした植物性臓器をサポートする役割がある。

植物性臓器はその名の通り、植物と同じような原理を持つ。植物が風、光、水などの自然と調和して生きているように、植物性臓器も自然と調和して存在している。一方、動物性臓器は動くことにその本質を持っているため、自然の状態や原理に反してでも動こうとする性質を持つ。こうした異なる原理を持つ臓器が、互いに邪魔することなく、全体として調和しながら存在しているのが人間の体のすごいところでもある。

体の内側にあることで、無視されやすい植物性臓器の声を聴くことが、自分の体の調和を取り戻す重要なきっかけとなることも多い。自然と調和し、命を支えている植物性臓器を、ミクロコスモス（小宇宙）として体の内側にしまい込み、大切に大切に守ってきたからこそ、人類はここまで途切れることなく繋がってきたのだ。

## ◉人間の体の進化

人間の体は、このような自己主張の少ない一つひとつの生きた細胞が60兆個も寄り集まり、多様性と調和を旗印にした協力原理によって運営されている。それは途方もない数であり、1秒に1個というスピードで数え続けても190万年もの時間が必要だ。このような天文学的な数の細胞が私たちの中に存在し、調和しているということのすごさをわかってもらえるだろう。

そうしたさまざまな臓器間の情報を伝える役割として、脳などの神経細胞が存在している。全身に散らばっていた神経細胞は、情報ネットワークが発達したことで役割分担や効率化の観点から少しずつまとまりを見せてくる。それは、交通網が発達することで、より都市化していくように、情報伝達をより効率化するため、脳や脊髄のように多くの神経細胞がひとつの場所に集まるようになった。

脳というと、一般的に大脳のことをイメージしやすいが、もともとはすべてがひと繋がりになっているもので、大脳だけでなく、小脳や延髄や脊髄から尻尾があったお尻のあたりまでひとつに繋がっている。その中でそれぞれの本分を果たすために巧妙に役割分担がなされている。脳が勝手に複雑になっていったわけではなく、体がどんどん複雑化していったために、体全体の情報の調整役をしていた脳そのものも、それに合わせて複雑化する必要に迫られたのだ。

体は、皮膚や心臓、肺、胃などの内臓のあらゆるメンテナンスを、24時間365日、生まれてから死ぬまで片時も休まずに行っている。体の調整役としての脳も、無数の情報を判断し、指示を出すためにバウムクーヘンのように層構造をつくりながら役割を分担していった。

脳は大きく前脳、中脳、後脳という3つのパートに分かれており、生き物に応じてどの部分を必要としているかで、働くメインの場所も違う。

前脳は一番前側にある脳で、もともとは嗅覚を司っていた。約4億年前に生命が海から陸に上がった時、両生類や爬虫類は鼻を先端にし、嗅覚をセンサーとして移動や活動をしていたが、人間は二足歩行となり手が自由になったことで、鼻で感じることよりも、手と脳で外界の情報のやり取りを行うようになった。

嗅覚の必要性が減ったことで、前脳は内側に収納され、周囲を覆う大脳の部分がどんどん大きくなっていった。人間は、この前脳（鼻脳）の中でもとくに大脳新皮質が肥大した特殊な脳を持っている。ちなみに、中脳は光での視覚をおもに担当しており（目脳）、後脳は平衡感覚を司り全身のバランスをおもに担当している（耳脳）。

生命の進化の過程で、五感を統合する中枢神経からの情報を取りまとめる司令塔は、原始魚類時代の後脳（耳脳）から高等魚類の中脳（目脳）へ、そして人類を含むほ乳類などの前脳（鼻脳）へと少しずつ前側へと移動してきた。じりじりと前進するように。

ここまで繰り返し、いろいろな細胞の例を出してきたのは、いかに人間の体が数知れない多くの細胞の協力のもとに成立しているかということを知ってほしかったからだ。小さいもの、か弱きもの、自己主張しないもの、目立たないもの、そうした無数の細胞の働きによって、人体という超巨大なコミュニティはつくられている。体は複雑なシステムで動いているが、その複雑さを私たちにまったく感じさせないシンプルさをも合わせ持っている。おそらくは一生知ることもなかった細胞や体の働きがあったのではないだろうか。

大事なのは一つひとつの生きた細胞が、そうした仕事を分担し、休まずに活動しているということだ。神が細部に宿るように、部分は全体のためにあり、全体は部分によって成立している。途方もない数の一つひとつの細胞が、「わたし」という存在をつくっているということに思いを馳せてみてほしい。

## ◉生命と自然のリズム

人間の体が複雑化したことで、脳の構造も複雑化した。24時間365日、休まず働き続ける頭や体の調整をするために、「睡眠」というリズムが重要になってきた。脳を持つ生物である人間には睡眠というかたちで休むリズムが生まれた時から内在している。時間が来ると眠りに落ち、時間が来ると目を覚ます。

子どもの頃、「なぜ人は寝なければいけないのだろう」と考えて眠れなくなったことがあった。生まれてから毎日あたりまえにしている営みだからこそ、ふとその前提を疑問に思った時、自分の中で「寝る」行為の本質が何なのか、まったくわからなくなったのだ。

寝る時、人は意識を失っている。周りがどういう状態なのか何も覚えていない。生物学的には極めて無防備で危険な状態だともいえる。現代は室内で寝ているから安全かもしれないが、過去の人類はそうではなく、寝ることが命がけだった時代も長かったはずだ。どうやってこの無防備な状態から危機を免れてきたのだろう。そもそも、なぜこうしたリスクの高い状態が、毎日周期的に訪れる必要があるのだろう。

そしてもうひとつ、疑問があった。

もし自分が寝ている間に死んでしまったら、死んでいること自体に気づかないのではないか。もし寝ている間にこの地球やこの宇宙そのものが崩壊してしまったら、果たしてそのことに気づけるのだろうか。そうした問いに捉われ、本当に眠れなくなった。考えれば考えるほど謎は深まり、迷宮にまぎれ込んだかのようだった。ある時、その問いに向き合うのをやめたことで、また眠れるようになった。ただ、幼少期に抱いたこの未解決の問いを安易にわかった気にせず、安易な合理化をせず、わからないならばわからないまま問いを持ち続けていた。未来の自分がいつか解決してくれるだろうと、未来の自分へと託したのだ。

その後、医師となり、生命と向き合うことになった。

人が治っていくプロセス、心が癒されて元気になっていくプロセスとは何かを自分なりに考えていた時、「眠り」という命がけで無防備な状態こそが、生命という全体性においても極めて大事なことだと気がついた。それは医療においても、芸術においても、極めて重要かつ基礎的な生命の営みであることが、ひしひしとわかってきたのだ。

「寝れば元気になる」「寝れば嫌なことを忘れる」というとあたりまえのようだが、改めて考えてみると不思議なことでもある。人は寝ることで、一度死んで、また新しい自分に生まれ変わっているのかと思うほど、寝る前と起きたあとの自分が違うと思えることがある。「眠り」の中には、我々が思いも及ばない深い深い生命の知恵が潜んでいるのだ。

私たちの意識活動は、どんな人でも例外なく、「睡眠」と「覚醒」のリズムを繰り返している。起きて、寝る。また起きて、寝る。この周期をリズムのように繰り返し、生きている限り続いていく。それは、意識がある状態と意識がない（無意識）状態とを、振り子のように周期的に変動することが、生命の全体性を保つうえで重要だからこそ、こうした営みが生まれた時から初期設定として備えつけられている。

　なぜなら、植物性臓器に代表される生命の大部分は無意識が担っていて、意識と無意識とが補い合うように調整し合うことで、生命活動を維持しているからだ。生命そのものの仕組みの中に前提として、このリズムは組み込まれている。私たちは毎日意識を失い、意識を回復する。意識活動が外側へ向かう時（覚醒）と、意識活動が内側へと向かう時（睡眠）、その両極の往復運動の中における、中間であり、境界であり、「あわい」の状態は、意識における重要な干渉地点でもある。

　覚醒と睡眠、ふたつの異なる世界が無理なく接続するためには、波が寄せては返す渚のような、海と陸を繋ぐ港のような、両者を繋ぐ場所が必要なのだ。「あわい」とは、古い日本語で、着物を着る時に二方向から近づけて、「合い」と「合い」の動きが重なった場所を指す。そうした動的な動きを語幹として含んでいるのが「あわい」という言葉だ。

そうした外と内とを繋ぐ場所は、子どもの頃から少しずつ育まれる。起きている時から眠る時へ、眠る時から起きる時へ、そこでは滑らかな接続が行われる。必ず2回は通過する何気ない場所こそ、生命が日々更新されるための重要な鍵となるのだ。

寝ている時は寝ている時のことを覚えていないし、起きている時は寝ている時のことを考えてもわからない。「起きていて寝ている」という重なった状態こそが、私たちが寝ている時の謎に満ちた世界のほんの一端を垣間見ることができる瞬間であり、無意識の状態を意識することができる唯一の場所なのだ。

それと同じ状態に、東洋における身体技法のひとつである「瞑想」がある。「瞑想」とは意識を保ちながら、自分の意識水準を下げていく技術のことだ。「意識水準を変える」と聞くと、特殊な宗教的世界のように聞こえるかもしれないが、実はすべての人が毎日行っていることなのだ。

意識のある状態から意識がない状態へと移行する時（またその逆も）、意識水準は海面のように低下したり、上昇したりしている。眠る瞬間には意識がまどろむ状態を通過するし、起きる瞬間にも意識がまどろむ状態を通過する。それはみずからの意思でコントロールしているというより、おのずから動かされている、という感覚に近いだろう。

私たちは寝ている時ももちろん呼吸をし、生きている。意識水準が波のように変動してもなお、生命活動が止まることはない。ではなぜ人間は意識と無意識とを、波のように変動する必要があるのだろうか。それは、朝と夜、つまり地球に生きる私たちの中に宇宙のリズムが内在化し、そのあとに体のリズムとして独立を果たしたものだと考えられている。太陽は公転し、地球は自転していて、太陽系そのものも回転運動をし続けている。そのため地球には昼と夜という光のリズムが生まれた。宇宙にある光のリズムが、光（昼）と闇（夜）というかたちで人の体の中に内在化し、体の中で睡眠のリズムをつくっていくことになるのだが、そのことを少しずつ説明したい。

まず、一番大きな変化は、生物が海から陸へ移動したことにともない、月のリズムから太陽のリズムへと環境ががらりと変わったことだ。

海面の水位は半日の周期でゆっくりと上下に変化し、満潮と干潮をつくり出しているが、この潮汐力《ちょうせきりょく》は月の引力と地球との位置関係からつくられる。海の中の生き物は潮の満ち引きという月の影響を受け続けている。もちろん、太陽にも弱いながらも潮汐力はあり、月と太陽とが同じ直線上にある時は大潮と呼ばれ、波の高さが最大になる。大潮は満月と新月の時に起こるので、1カ月に2回の周期でやってくる。海の中で、月のリズムは一日に2回（満潮と干潮）訪れ、太陽と月とが合わさったリズムは1カ月に2回（新月と満月）訪れることになる。

しかし、海から陸へ生物が上陸したことにより、月のリズムは、あまり必要がないものになってしまった。その代わりに、太陽がもたらす光と闇のリズムに大きく影響されることになったのだ。ただ、女性には「月経」というかたちで月のリズムに影響を受けていた名残が残っている（それは生命が生まれるシステムにも大きく関わっている）。

そういえば、進化の歴史で現れて消えていった頭頂で光を感じる目（頭頂眼）は、果たしてどこにいったのだろう。生物は数ある資源をリサイクルして別の器官へと転用する仕組みを持っており、過去にあったものは消え去るわけではなく、別のかたちに生かされながらその痕跡がかすかに残っている。天の光を感じるために生まれた頭頂眼は、人間では「松果体《しょうかたい》」へと変化した。この松果体こそが、メラトニンというホルモンを周期的に放出し、私たちを否応なく睡眠という眠りの世界へと引きずり込むために重要な役割を果たしている。

人間が寝たり起きたりする周期性から逃れることができないのは、脳に内在する松果体が周期的に出している信号によるものだ。メラトニンというホルモンを周期的なリズムで放出し、全身の細胞へと指示を送っている。
光を感じていた頭頂眼が、松果体へと変化したことにはどういう意味があるのだろう。それは、宇宙と地球との関係性でつくり出された光（太陽）のリズムが、体の中のリズムとして内在化された、ということだ。

　また、人間の体の細胞には「時計遺伝子」というものが予め備わっている。人間の体を常に周期的にカウントしているもので、カビのような菌類などの原始的な生き物から人間まで、共通した仕組みとして備わっている。

　体の中で時を刻む時計遺伝子の周期は厳密に24時間ではなく、24時間より10分ほど長いとされる。体内の時計遺伝子が刻む24時間10分を、太陽のリズムが24時間（地球の自転に由来する時間）に補正し、私たちは一日の長さを24時間として感じている。

　さらに時計遺伝子は脳と全身の細胞とに存在し役割分担をしている。脳の時計遺伝子は、「視《し》交《こう》叉《さ》上核《じょうかく》」という視床下部の中の小さな領域にあるが、これは右目から脳に伝わる視神経と、左目から脳に伝わる視神経とが交差する場所（視交叉）の上にあたる。つまり、外界からやってくる左右の光が唯一交叉して最初に交わるところに時計遺伝子は鎮座している。光の情報を受け取る最前線ともいうべき場所に時計遺伝子があるのは、光の信号を受け取ることで、太陽のリズムである24時間周期へとリセットするからだといわれる。朝起きて光を浴びるのが大事なのはそのためだ。そして、全身の細胞にある時計遺伝子は胃に朝食が入ってくることでリセットされる。胃という内臓を介して、一日の始まりの時を知らせる情報が体じゅうへ伝達されるのだ。

24時間より10分ほど長い人の体内リズムを、外の光で脳へ、朝食で内臓へと刺激を与えることで、24時間という太陽のリズムの位相へとリセットする仕組みを毎朝とっている。

では、なぜ一日は太陽のリズムである24時間周期にもかかわらず、体内は24時間10分周期なのか。そこに周期のずれがあるのはどうしてなのだろう。

それはおそらく、生物が海から陸へ移動してきたことと関連があるのではないかと考えている。海のリズムである月の引力が生み出す「概潮汐《がいちょうせき》リズム」は、約12・4時間ごとに干潮と満潮を繰り返す。つまり、海（月）のリズムは24・8時間周期で訪れ、太陽のリズムは24時間周期で訪れるのだ。そのずれは長い進化の歴史の中で補正されてきたが、まだ生命の進化の歴史の途中である人間の中には今もその頃の記憶がかすかに残っているのだろう。体の声を聴くと、海の時代の名残が静かに聞こえてくるかのようだ。

進化の過程で、陸の生活が長くなるとともに太陽のリズムに合わせて人類は生きるようになったが、生命の歴史を考えれば海の時代のほうがはるかに長い。生命は約40億年前に海の中で生まれ、陸へ移動してきたのは約4億年前だ（ちなみに、人類はほ乳類である霊長類の中で、チンパンジーとの共通祖先から約600万年前に枝分かれして誕生した生き物だとされる）。

もともとは天の光を感じていた組織が松果体へとジョブチェンジをして、宇宙のリズムを体内のリズムとして司るようになった。大事なことは、月のリズムと太陽のリズムのふたつが地球上で重なっているということだ。何億年という時間をかけて生まれた宇宙や天体の中にあった周期的なリズムが、人の体内リズムとして入り込み、それが時計遺伝子という仕組みとして生かされている。それが、私たちの覚醒と睡眠というシステムの大もとになっているのだ。

## ◉生命維持に必要な睡眠システム

「睡眠」とひとことで言っても、細かく見ていくといろいろな眠りの層がある。複雑な体の仕組みと同様に、睡眠すらも細かく役割分担しているのだ。

睡眠には大きく分けると、「レム睡眠」と「ノンレム睡眠」とがある。

レム睡眠とは、体は休んでいるが脳は活発に活動している睡眠のことだ。「夢」を見ているのもこの時だといわれる。原始的な生物や爬虫類、鳥類はレム睡眠しかないという、古いかたちの睡眠だ。ちなみに、レム睡眠のレムは「REM（Rapid Eye Movement）」の略称で、睡眠中、眼球が急速に左右に運動し続けている様から名づけられた。まるで本のページをめくって何かを探すように眼球が左右に動いている様は、体は休んでいるように見えても脳は何か独自の活動を続けていて、休止していないことを物語っている。

それに対して、ノンレム睡眠は体だけでなく脳も休んでいる深い睡眠とされる（体は休むといっても、それは動物性臓器のことで、もちろん内臓などの植物性臓器は休まず活動している）。爆睡や熟睡といわれるのはこの時だ。レム睡眠だけだと人間は意識活動をやめることなく、脳が休まることがないため、強制的に休ませようということで、新しくノンレム睡眠ができた。この時、脳は活動をしていないため、生命維持に必要な内臓のみを動かしているという、とても無防備な状態だ。

　夢を見る浅い眠りであるレム睡眠は90分周期で訪れ、次にノンレム睡眠となり深く眠る。一晩にレム睡眠を4〜5回のサイクルで繰り返しながら、少しずつ睡眠の層が浅くなっていき、眠りから覚める。レム睡眠ではむしろ脳は活発に活動しているので、外の刺激にすぐ反応できる状態だ。常に危険にさらされている野生の生き物に、こうしたレム睡眠が昔から共通して残っているというのは納得できるだろう。それに対して、人間はあまりにも脳が肥大化し過ぎて、起きても寝ても脳は休むことなく活動し続けてしまう。だからこそ、進化した生物はノンレム睡眠という新たな睡眠を発明せざるを得なくなった。体だけでなく脳も強制的に休ませる時間が必要になったのだ。

　ただ、ノンレム睡眠だけでは深く内界の世界に沈み込んでしまうため外への注意が失われて危険な状態だ。そこで、浅い眠りであるレム睡眠が〝見張り〟をするように周期的に訪れることで、外の世界への危険を回避しつつ、自分の内側の世界と外側の世界のバランスも同時にはかるようになった。人類は脳の活動が過剰になったせいで、命の危険を冒してまで強制的に休まざるを得なくなったのだ。こうした経緯を見ていると、生命とはなんと苦肉の策を準備して生き延びてきたのだろうと感動する。

寝て起きるというあたりまえのようで不思議な仕組みは、体や脳の活動を強制的に休ませることで、生命本来が持つ治癒や調和の力を最大限に生かそうとするものでもあるのだ。現代人にありがちな、睡眠時間を極端に削るというのは危険な状態だ。本当は脳が休む必要があるのにもかかわらず「休まない」ままでいると、体は疲れて休む必要があるのに、脳が「休みたくない」と自分の意思を押し通して体を無理やり働かせてしまう。脳の勘違いと思い込みで体は疲れ果て、脳も体も共倒れしてしまう。

だからこそ、レム睡眠という昔から備わっている睡眠をうまく利用しながら、「夢」を通して、私たちの体から脳へと重要なメッセージを伝える仕組みが残っているのだ。

## ◉夢は外と内を繋ぐ接点

なぜ、人は「夢」を見るのだろう。夢の中で「記憶を整理している」とよくいわれるが、それだけでは済ませることができない以上のものを包含している。また、脳は休みたいはずなのに、90分周期で訪れるレム睡眠で人が夢を見るように、睡眠中までも脳が活動し続けるのはなぜだろう。

起きている時、私たちは外側の世界へ意識を向け、人工的な「社会」というシステムに適応していく。一方寝ている時、私たちは内側の世界を見て、純粋に個人的な時間を過ごしている。私たちのそうした外側の世界と内側の世界とは断絶しているわけではなく、互いに補い合うものだ。だからこそ、異なるふたつの世界を繋ぐ橋が必要となる。

つまり、夢を見ることで、外側の自分と内側の自分を繋ぎ、「イメージ」を介して何らかの調整をしていると考えられる。夢は、覚醒と睡眠のあわいとして、意識と無意識のあわいとして、互いに補い合い、支え合いながら、異なるふたつの世界を調整しているのだ。

夢の中のイメージの世界は、人種や使用言語を超えて普遍的なものであり、夢を介した直接的な体験となる。人間以外の他の生物が夢を見るかどうか確認することは困難だが、脳が活動しているレム睡眠は残っているのだから、何らかのイメージ体験をしている可能性はある。

起きている意識世界と寝ている無意識世界とは、意識と無意識の接点でしか現れない「夢」という生命の知恵により接続されていて、何らかのバランスをはかっている。それは夢というイメージ体験でしか感じることができないものだ。夢は意識という深い海に潜む真珠のように、静かに私たちの奥深いところに存在し、眠っている時だけひっそりと現れる。

「夢」はイメージ言語で語られるため、外国語の習得と同じように、夢の言語に慣れないと意味は伝わらない。しかし、古代から「夢」で与えられるメッセージは個人でも集団でも大切にされてきた。古代では夢は神仏などの超越的な存在から与えられるものであり、王や聖職者などの特別な人間しか受け取れないとされてきた。近代になり、夢は誰もが体験するものとして考えられるようになったし、自分の外側からではなく内側からやってくるものと考えられるようになった。夢は小説や物語、音楽や芸術などの創造活動の源泉でもある。夢には人の生命活動を維持するだけでなく、心のバランスを保つための重要な役割がある。

ただ、意味が伝わろうと伝わるまいと、深いイメージ体験をしていることが重要なのであって、それは芸術における深い体験と似ている。例えば、何かを見たり、聴いたりして心が揺さぶられる感動の体験も、言葉にできない深い体験のひとつだろう。言葉では適切な表現が見当たらないが、心の深い場所で何かを感じ取り、揺り動かされる。見る前の自分と見たあとの自分がすっかり変わってしまったような、今まで見ていた世界が違って見えるような、そうした深い体験は、頭では説明できないが、全身で何かを感じ取っているのだ。

夢の言語は、イメージの世界であり、メタファー（比喩）やシンボル（象徴）に満ちあふれた世界だ。メタファーとは、別の表現でたとえることで、意味の本質を伝えやすくするものであり、未知のものを既知のことに「たとえ」たり、「見立て」て理解できるようにすることで、受け入れやすくする。

古代ギリシャの哲学者であるアリストテレスも「もっとも偉大なのはメタファーの達人である。通常の言葉は既に知っていることしか伝えない。我々が新鮮な何かを得るとすれば、メタファーによってである」と述べている。夢で見るイメージには多義的な意味がある。そのイメージを何かの比喩として受け取ると、イメージに隠された重要な本質をうまく受け取ることができるのだ。

現代を代表する作家・村上春樹さんの作品には、数多くの比喩が登場するが、それらは未知なる物語の世界への扉を開ける前準備にもなる。

---

「小人の踊りは他《ほか》の誰の踊りとも違っていた。ひとことで言えば小人の踊りは観客の心の中にある普段使われていなくて、そんなものがあることを本人さえ気づかなかったような感情を白日のもとに——まるで魚のはらわたを抜くみたいに——ひっぱり出すことができたのだ」

「踊る小人」『螢・納屋を焼く・その他の短編』（新潮社）より

「人の心というのは、深い井戸みたいなものじゃないかって思うの。何が底にあるのかは誰にもわからない。ときどきそこから浮かびあがってくるものの形から想像するしかないのよ」

「飛行機——あるいは彼はいかにして詩を読むようにひとりごとを言ったか」

『TVピープル』（文藝春秋）より

「そんなことをあれこれと考えているうちに僕はひどく眠くなってきた。それも普通の眠さではない。それは暴力的と言ってもいいくらい激しい眠気だった。誰かが無抵抗な人間からその着衣を剝《は》ぎ取るみたいに、眠りが僕から覚めた意識を剝ぎ取ろうとしているのだ」

『ねじまき鳥クロニクル』（新潮社）より

「それは言うなれば深い海底で生じる地震のようなものです。目には見えない世界で、日の光の届かない世界で、つまり内なる無意識の領域で大きな変動が起こります。それが地上に伝わって連鎖反応を起こし、結果的に我々の目に見える形をとります。私は芸術家ではありませんが、そのようなプロセスの原理はおおよそ理解できます。ビジネス上の優れたアイデアもだいたいそれと似たような段階を経て生まれてくるからです。卓越したアイデアとは多くの場合、暗闇の中から根拠もなく現れてくる思念のことです」

『騎士団長殺し』（新潮社）より

無意識の深い場所にある未知なるものをうまくキャッチするために、比喩という通路が時に必要となる。適切な比喩を読むと心にフィットした感触が得られるのは、意識と無意識とに橋が架けられたということなのだろう。

## ◉夢に隠されたメッセージを読み解く

シンボル（象徴）は、ひとつの意味ではなく多義的な意味を同時に表象することができる。矛盾をはらむ多義的な意味を同時に受け取る必要がある時に、イメージ言語は極めてシンボリックな働きをする。それに対して、記号は単一の意味を伝えるものだ。科学の世界では記号を駆使するが、医療においては記号だけでなく、シンボルこそが重要だと私は考えている。

人はそれぞれが個別性を持ち、オリジナルで多様な存在だからこそ、記号のように一義的な意味に無理やり押し込めることはできない。夢も記号のように全員に通じるような同じ意味を持っているわけではないし、体や心の症状も記号のように同じ状態を示しているわけではない。曖昧さや矛盾を含んだ人間の内的世界を表現するには、イメージ言語のように多層な意味が同時に重なったものとして受け取ることが適しているのだ。それは言葉に変換して解釈できる時もあれば、イメージそのものでしか受け取れないこともある。

記号は、ある特定の限定された集団の中において、共通見解を有している者同士が情報を正確に迅速にやり取りするにはとても便利なものだ。そこでは意味のずれが起きづらく、使われる記号は定義以上もそれ以下も示さず、意味は一義的なものと決まっているからだ。だからこそ定義を共有した専門家の中で、高度で迅速なやり取りをするのに記号は向いている。

実際、科学は生命現象を一義的に定義して専門用語を積み上げながら、曖昧さを極力排除した中で知の体系を発達させてきた。ただ、医療とは「医学」という学問（サイエンス）の要素もあるが、同時に「医術」という技術や技（アート）の要素も大きい。人間という多様性の塊を扱うため、記号を当てはめるのは難しい。生命の謎はまだ解明されていないことも多いため、記号のように一義的に意味を固定してしまうと、私たちの理解を縛ることになる。

医学の世界では、どうしても科学的な知見のように専門用語や記号が重要視されるが、実際に一人ひとりを診る時には、体や心が示す多義的な意味を同時に含むメタファーやシンボルを読み解き、理解することこそが重要だと考えている。それは科学の言語だけで学ぶことはできない。メタファーやシンボルから何か適切な意味を見出す行為は、すぐれた芸術に触れることでしか獲得できない。多義的なイメージ言語は、意識の表層部分だけではなく、深いところにある無意識にまで作用する。イメージは、簡単に日本語や英語などの既存の言葉に当てはめることができないからだ。

例えば、「モナ・リザ」の絵を見て、何を感じるか、何を受け取るか、言語化するのは難しいだろう。言語化は意味づけをして輪郭をつくり、未知のものを既知のものとして受け取るような作業だ。言葉を当てはめることで、無意識の暗闇の中でよくわからないまま存在していたものにスポットライトが当たって意識の上に浮上してくるように。

イメージを言葉で表現した途端、大切なものを取りこぼしているような気がすることはないだろうか。イメージでしか表現できないイメージ言語は、日常使う言葉よりも、意味を多重に多層に含んだ情報量の多いものだ。言語化してスポットライトを当てても、それは部屋の中の一部を見ているに過ぎない。イメージは、頭で理解できないものや矛盾しているものも含めて、一塊のまま何にも変換することなく無意識で受け取っている全体的なものなのだ。

人生は矛盾に満ちている。いいこともあるし悪いこともある。楽しいことも辛いこともある。それは別々に体験することもあるし同時に体験することもある。そうした矛盾に満ちたものが私たちの中で複雑に共鳴し合っている。同じように、人間そのものも矛盾に満ちた存在である。善も悪も、光も影も、意識も無意識も、いろんな相入れないもの同士が複雑なかたちで共存している。だからこそ、眠っている時に「夢」というかたちで頭に伝える言語は、イメージ言語にならざるを得なくなる。それは比喩や象徴を滋養のように存分に含んだものだ。

目をつぶり内なる目でしか見えない自分の中にある内的なイメージ世界は、「夢」というかたちで顔を出す。実際、「夢」は目をつぶって見ているイメージ世界なのだから。「夢」はひとつの意味だけではないものを、さらには言語では矛盾し合うようなものも、多重に含んでいる。夢を見る体験だけでも十分なのだが、自分なりに意味づけて受け止め、自分自身で「腑に落ちる」ためには、自分なりの夢の解読作業が必要なこともある。

夢を見ている時、人は自分自身の内的なイメージと接している。目をつぶっているので外の世界は見えておらず、自分の内側に湧き出るイメージの世界を見ている。イメージ言語を映し出す内的世界との回路を保ち、夢の意味を受け取る。それは、深いところから託される未知の自分から現在の自分への手紙であり、さまざまなメッセージを含んだものでもある。それは真実が記された劇薬のような手紙かもしれないが、まず受け取ることが大切なのだ。自分の内的イメージを中心に据えて生きていくことは、本来の自分自身とのずれ幅が小さくなるから、自分らしく、自分の内なる声に正直に生きていくことに繫がる。

心のバランスが崩れている時は、自分自身の心の声に耳を傾けることもなく、心の求める方向とは違うほうへ向かっていることが多い。自分自身の中でずれが生じてしまうことで苦しむこともあるだろう。多くの人が、外側にあるイメージばかりに躍起になり、内側にあるイメージを受け取っていないために、自分自身と再度繫がる作業が必要になってくる。それは夢を見ることでも可能だし、芸術に触れることで内的イメージが活性化される場合もある。芸術や音楽や演劇などの文化的な営みを通して、何らかの深いイメージ体験をするためには、その土台となる自分自身がもともと持っているイメージ世界が前提になってくるだろう。

体の活動のほとんどは意識せずに行われている。つまり体は無意識の集合体だから、自分自身の体と深く繫がるために夢を見ることや、芸術に触れる体験は同じような作用をもたらす。自分自身の未知の世界である無意識と繋がる営みは、自分の内側の世界と深く繋がる営みでもある。それは、命の源（ソース）や根っこ（ルーツ）へと繋がる生き方にもなっていくはずだ。

## ◉意識と無意識のコミュニケーション

生命とは不思議なもので、この悠久の進化という流れの中で獲得してきた仕組みを、赤ちゃんから子どもへ、そして大人になっていく成長の過程でも繰り返す。まるで時のかたちを指先でたどりながら思い出し、確かめるかのように。

子どもの時の睡眠は、ほとんどが夢見の状態だといわれる。夢を見るレム睡眠がほぼ半分ぐらいを占めている。大人になるにつれて、次第にノンレム睡眠の割合が増えていき、レム睡眠は全体の2割ほどに少なくなって、だんだんと夢を見なくなっていく。つまり、ノンレム睡眠を増やすことで頭の活動をとにかく抑えて休ませようとしているのだ。そのため、夢を見ている余裕すらもなくなる。

子どもの時に大切にされる「夢」を大人になると見なくなるという現実は、生物学的にも同じなのだ。夢見の睡眠であるレム睡眠が大人になるにつれて減っていくように、大人は「夢」を見ることを忘れる。大人は、意識と無意識の接点である夢よりも、現実的で社会的な意識でつくられた外への活動に追われ、内側にある豊かな無意識の世界を忘れてしまうのだろう。非合理な世界を受け入れがたいものとして排除してしまう。

頭の活動は偏見や固定観念を持ち過ぎると固くなって動かなくなり、滑らかで弾力性のある活動が失われてしまう。また、人はただ生きているだけでも、受け入れがたい現実を受け入れるために、さまざまな葛藤が起きている。生きていると、嫌なことも傷つくこともあり、そのため痛みをともなうこともあるだろう。生きているだけで、頭と体とのバランスは大きく崩れていく。そうした不安定な状態を経ながらも、全体性としての調和を保とうとしながら「いのち」の力は進行し続ける。

人間の感情には、楽しい、嬉しい、おもしろい……などのプラスの方向のものだけではなく、辛い、きつい、悲しい……などのマイナスの方向のものもある。マイナスの感情や情緒は、頭が少し立ち止まるために必要なものだろう。

人はショックを受けた時、頭も体も思わずフリーズし、立ち止まってしまう。頭にも体にもアクセルだけではなくブレーキも必要だ。動くことも大事だが、場合によっては動かないことも大事だ。動かないこと、休むこと、立ち止まることとしての眠りが必要なように。

体は休むが頭だけが活動する「夢」という特殊な時間を、「いのち」の仕組みとして持っておくことで、意識と無意識のバランスをはかる大切な時間を確保している。そして、「夢」はほとんどが「イメージ体験」であることからも、イメージ世界の重要さがわかるだろう。

意識の活動はリズムを持っている。起きている時と寝ている時。起きている時には意識は外側へ向かい、寝ている時は意識が内側へと向かう。内側へ向けた意識の中では、純粋に自分自身の中にあるイメージの活動が活性化される。それは生命のエネルギーが供給されている噴出口のような場所だ。外側に見せる外的な自分と、内側に展開する内的な自分。そうしたふたつの方向性を周期的に行き来することで、人間はバランスを保っている。外なる世界と、内なる世界とのバランス。その接点に「わたし」がいる。

生命というシステムはこうした仕組みを前提として存在している。それは体や心や頭にとっての調和や健康にも繋がるものだ。それは、医療的な要素を含んでもいるが、個人の芸術を生み出す母胎でもある。

意識できる活動と、意識できない無意識の活動とがチームを組んで協力するためには、その繋ぎ合わせや対話こそが重要で、それは意識と無意識とが重なった状態でしか行われない。

芸術は、そうした意識と無意識との対話の場を設定してくれているともいえる。意識と無意識との相互作用により、今までの考えや価値観も更新されることで、命自体が更新され、日々生まれ変わり、人間は全体のバランスを取り続けている。

おそらく芸術は、自分自身の内なる世界との折り合いをつけるために生まれたのだろう。外で何かが起きたとしても揺らいでいるのは自分自身なのだから。自分との折り合いや自分との対話、その手法に磨きがかかり洗練されていけば、そのプロセスで生まれた創作物は個から普遍へと通じる。

「個」という狭い穴を掘り、地下へと通じて「普遍」という広い場所に到達することができれば、それは自分以外の人たちの心をも動かし、勇気づけ、元気づけ、心が震える作品としてこの世界に顕現してくるはずだ。

# 第二章　心のはたらき

## ◉意識と無意識

本来、生命にとって大事なもの、生命それ自体を支えている場所は奥深くに存在する。第一章でも説明してきたように、代表的なものは植物性臓器である内臓だ。生命活動を担う大事なものだからこそ、体の内部に大切にしまわれてきた。

体だけではなく、心も似た構造を持っている。心の中にも浅い場所と深い場所があり、相互に役割分担している。体は60兆個という巨大な会社組織のようなものだから、一瞬の間にすべての細胞に指図をし、脳がすべてを管理することは不可能になってしまった。人間というスーパーシステムをうまく運用するために、脳が意識と無意識といった層のような構造になって役割を分担することにしたのだ。肺の働きを「呼吸」と呼び、心臓の働きを「循環」と呼ぶように、脳の働きは「心」と呼ぶことができるが、心も層のような構造を持っている。脳や心が何重もの層構造を形成したことで、自分が意識できるところは氷山の一角となり、意識できないところがほとんどになった。

海でたとえるならば、陸地や浅瀬は光が当たるのでよく見えて意識できる場所だ。ただ、水面から離れて深くなればなるほど光が当たらず見えにくくなる。さらに深い場所は真っ暗でほとんど何も見えない。海の大部分は光の届かない暗闇であるように、光が当たる場所はほんの表面に過ぎない。

意識とは頭が認識し、その状態を把握している領域である。それとは反対に、無意識とは脳が認識できない広大な領域のことである。そこに何もないわけでは決してなく、むしろ表層を支えている基礎となる重要なものこそが存在している。意識の場所を深さで表現する場合は、「表層意識」と「深層意識」と呼ぶこともできる。「顕在意識」と「潜在意識」という呼び方も、表に出ているか裏に潜んでいるか、という表現方法の違いになる。いずれにせよ、頭がそれを認識できるかどうか、ということの違いなのだ。

精神科医のフロイトは、1900年に『夢判断』という書物を書き、その中で「無意識」という概念に触れ、注目されることになった。ただ、「意識」と「無意識」という表現自体、やや西洋型の表現でもある。東洋の歴史では、意識の状態を「オン」と「オフ」、または「0」と「1」のような二元論で表現することを好まなかった。西洋はふたつの事柄の「違い」を強調し、二元論のように間に「溝」や「境界」をつくって明確な分離により理解することを好むが、東洋はふたつの事柄の「つながり」を大切にするので、関係性や連続性を好む。

そのため、インド哲学や仏教などの東洋思想では、「意識」と「無意識」ではなく「表層意識」と「深層意識」という言葉を使う。意識の浅い場所と深い場所は海の浅瀬と深淵のようなもので、そこには自由に行き来できるものだという隠れた意図が込められている。闇の中でも目を凝らせば、次第に何かがぼんやりと見えてくるように、見えない世界は完全に無の世界ではなく、境界線がはっきり見えないだけだ。

谷崎潤一郎が『陰翳礼讃』の中で紹介したように、日本文化は陰影のある「かげり」にこそ美しさを見出していた。見えない無意識の中にほのかな光を当て、物事の深層（真相）がぼんやりと見えてくることを大切にしていたのだろう。あえて明確にせず、曖昧にしておくのは知恵ともいえる。なぜなら、境界を明確にして区別すると、どちらが正しいか正しくないかという真偽論争になってしまい、争いの種ともなるからだ。境界を曖昧にすることで、分離よりも連続性を大切にしたのだ。

行ったり来たりが可能な、表層意識と深層意識を繋いでいる「あわい」の領域が、夢や眠りに近い領域なのは第一章でも述べたが、それは芸術が大切にしている領域でもある。そうした曖昧な場所でこそ、生命というシステムが「部分」と「全体」との調整を行いながら更新されていくのだ。

井筒俊彦という偉大な哲学者が記した、意識の階層構造を表した有名な図がある。「M領域」という場所が、表層意識と深層意識の間に存在しているのだが、そこはイマージュの領域、すなわちイメージの世界のことを指している。つまり、表層意識のひとつ下の層には広大なイメージの世界が裏打ちされていて、さらにその下の意識の中に「コトバ」が発生する場所があると書かれている。

井筒氏の使用する「コトバ」の意味は、日常私たちが使用する「言葉」よりもっと抽象的で根源的なものを指し、イメージ言語を含めてこの世界に意味を持って顕現してくるものを、広い意味で「コトバ」と表現している。

表層意識のすぐ下に、広大なイメージの世界があるわけだから、私たちの考え方や意識に大きな影響を与えるはずである。それは、意識の足元を支えている地盤のようなものだからだ。例えば、道端で偶然、有名人を見かけたとしよう。その時、私たちはこちらが知っている一方的なイメージを介して出会うことになる。事前に情報を得ていると、まったく会ったことがない人でも、知っているような気がするのはそのためだ。そもそもメディアというのは、そうした「イメージ」の力を利用することで成り立っているので、それは避けられないことでもある。

「イメージ」は、そのようにして無意識に私たちの中に浸食している。有名人でなくても、人と会う時には職業や立場を聞いて一方的なイメージを重ねてしまうことが多いのではないだろうか。そのイメージは先入観や偏見となり、人はなかなかその呪縛から逃れられない。

人は常にそうしたイメージの強い影響下にあるということを自覚しておく必要がある。人と出会う時、見た目や事前の情報を瞬間的に統合して、自分なりのイメージを重ね合わせて出会っていることが多い。そして、対話の中で、自分のイメージを微調整してすり合わせることを無意識に行っている。こちらが持つ相手へのイメージは、コミュニケーションを円滑にしているともいえるが、本来の相手そのものと出会っていない可能性もある。

それほど「イメージ」の力が強いのは、私たちの意識という構造そのものを「イメージ」が支えているからだ。このことは普段から意識していないと忘れやすい。しかも、そのイメージは自分自身から湧き起こっているものではなく、メディアやSNSなどを通して外部から注入されたイメージであることも多く、判断がつきにくい。しかも、知らず知らずに私たちの奥深くに食い込んでいるのでやっかいなものとなる場合があるのだ。

意識はイメージの世界という厚い地盤に支えられており、その強い影響下にある。ただ、偏見や先入観を含めて、自分自身のものではないイメージの力に縛られていることもある。だからこそ、他の誰でもない自分自身のイメージ世界との密接な繋がりや関係性を取り戻すことも、芸術の果たしている役割なのだ。

芸術で大切なことは、常識や規範など社会や文化の影響の中でつくられていく表層の意識よりも、私たちが普段意識していないイメージの層や、さらに深い無意識の層へと作用しているかどうかだ。外側からではなく、自分自身の内側の深みから泉のように湧いているイメージの世界の存在を気づかせるためのきっかけとして。

深い無意識や深層意識とのコミュニケーションが断絶しているのはいい状態とはいえない。なぜなら、意識と無意識は、それぞれが得意分野を担当しながら互いに補い合っているものだからだ。意識は脳のマニュアル操縦、無意識は体の自動操縦のようなものだと考えてもらえばいい。意識と無意識とのコミュニケーションをはかる方法や、意識と無意識というふたつの異なる世界に橋を架けて繋がりを取り戻す手段は、誰にでも訪れる睡眠や夢であったりもするし、他者が意識的に行う場合には医療行為であったりもする。医療だけでなく、芸術も結果的にそういう働きを起こすことがある。

意識と無意識のバランスや構造次第で、人間が持つ考え方や思考パターンそのものが変化する。別の言い方をすれば、その人の考え方や思考パターンから、意識の構造が透けて見えるのだ。例えば、意識の構造の固さや柔らかさ、広さや深さなどが、その人の考え方や思考パターンを規定している。意識を建築物に置き換えて考えてみよう。木造建築か石組みかコンクリートか、材質次第で強度は変わるし、それは思考の柔軟性と強さにも関わってくる。平屋か二階建てか、高層建築か、地下はあるか、それによっても思考の広さや深さが立体的に違ってくるだろう。家に窓はあるのかないのか、家の中に個室はあるか、個室には鍵をかけているか、窓や扉は開閉自由なのか、内側と外側どちらに鍵がついているのか、そうした点では外向性や内向性など、その人の資質そのものも関係してくるだろう。

建物が西洋と東洋とで異なる文化を持つように（おもに環境などの風土で規定されている）、「わたし」という心の構造そのものが違うと、考え方もライフスタイルも異なってくるのは当然だ。何を大切にし、環境や状況に対してどのように対応するかで、建築物の構造がおのずから決まっていくように、個人の考え方や発想自体もおのずから変わっていくだろう。

## ◉西洋と東洋　心のありよう

西洋は「自然科学」を生み出し、科学と技術が結びついてさらに発展してきた。それに対して東洋であるインドも中国も日本も、古代からすぐれた文化や哲学を持っていたが、「自然科学」を生み出すことは無かった。「自然科学」そのものを生み出す母胎は、人間の基礎となる「わたし」そのものの構造に違いがあるのだと、日本の臨床心理学の礎をつくった心理学者、河合隼雄は指摘した。

西洋は「自我（Ego）」という意識活動の光源のようなものが「わたし」の

中心にあり、東洋はもっと深いところにある「自己（Self）」が「わたし」の中心に位置すると説明している（もちろん、西洋や東洋とはあくまでも暫定的な分類であるという理解のもと話を進めていく）。「自我」は表面にある意識活動の中心のことであり、「自己」とは、意識活動だけではなく、そこを支える深い無意識を含めた「わたし」全体のことを指す。

西洋では、十九世紀頃に哲学から枝分かれするかたちで心理学が生まれた。西洋哲学自体が、意識活動を中心に組み立てられてきた歴史でもあるから、そこから分化した西洋の心理学は、どうしても意識の世界を中心として無意識を覗きこむようなかたちになる。

「意識」は「言葉」によってつくられる部分が大きく、言語により世界を定義づけて分類し概念化し、合理的に理性で説明していこうとする姿勢が、西洋哲学の歴史の潮流を形づくっている。言葉で「分ける」ことが「分かる」ことに繋がるのだ。その究極が人工知能（ＡＩ）やコンピュータの世界へと行き着く。コンピュータは「0」と「1」との二元的な言語に基づいている。この世界をすべて数値化して、機械言語へと変換させることでコンピュータやＡＩは生まれた。

西洋は、意識できる世界を中心としてつくられてきた伝統があり、だからこそコンピュータをも生み出すことができたのだ。それは西洋思想の表現のひとつでもある。そこに無意識などという曖昧なものは存在しない。「0」か「1」によって明確に記号化されたものしか扱わないからだ。

それに対して東洋は、意識構造そのものを扱ってきた。意識と無意識という用語より、表層意識と深層意識という用語を使っていることにもそうした考えの痕跡がある。浅いか深いかは相対的なものであり、自分の状態次第で行き来自由なものなのだ。

例えば、仏教の思想のひとつである「唯識《ゆいしき》」を例に挙げてみよう。唯識は、まさに意識が層構造になっていることを扱ったもので、四世紀頃のインドで生まれた考え方だ。唯識を知らなくても、『西遊記』に出てくる玄奘三蔵《げんじょうさんぞう》（三蔵法師）の名前は聞いたことがあるだろう。玄奘三蔵が命がけで天竺（インド）へ渡り、17年もの歳月をかけて中国に持ち帰った思想がこの唯識である。

唯識では、インドの僧である龍樹《りゅうじゅ》の「すべては空《くう》である」という考え方に対して、『「すべては空である」と考える『心』のみは存在している』と考え、「心」の構造そのものを徹底的に考え抜いた。唯識で重要なことは、ヨーガという身体技法での実践を通して、まず表層で働く心の活動を鎮めていき、その深層で働いている心を発見していくというスタイルをとったことだ。三島由紀夫も晩年は唯識に傾倒し、『豊饒の海』は唯識の知識をベースにしながら輪廻転生がテーマとなって書かれている。

唯識でも指摘されているように、意識の構造は一枚岩ではなく、層構造となりレイヤーのように積み重なって相互作用をしている。東洋では、そのような心の全体像そのものに注目していた。

唯識では、心を8層の構造として捉えた。五感（視覚、聴覚、嗅覚、味覚、触覚）と意識（「わたし」と感じる意識）の6層と、その下に2層の無意識（末那識《まなしき》と阿頼耶識《あらやしき》）を発見し、心を8層の層構造と捉えたのが唯識の特徴である。

末那識は、起きている時だけではなく、寝ている時にも「わたし」に執着している無意識に潜む自意識のことだ。阿頼耶識はさらにその母胎である。阿頼耶識の中には植物でいえば種子が貯蔵されていて、その種子は何かをきっかけに発芽して成長し始める。阿頼耶識は、そうした潜在的な可能性が植えつけられた場所であることから「蔵識《ぞうしき》」と呼ぶこともある。

東洋思想では、「言語」は物事を概念化して固定化してしまうので、固定観念をつくる原因となり、自分自身を縛ってしまわないように特別な注意が払われている。物事に言葉を当てること自体が自分自身の考えを固定化し、迷いや「無明《むみょう》」（仏教用語で、真理に暗く智慧の光に照らされていない状態のこと）を生むとして、言葉で安易に説明することに警鐘を鳴らしている。言葉が持つ利点よりも、言葉が心を固くし不自由になる副作用に対して、より強く注意を促していたということだろう（日常でも「頭が固い」と批判的に使われる）。

また、東洋思想においては、座禅や瞑想などの実際に身体活動をともなう「行《ぎょう》」が大切にされる。瞑想とは、自分の意識の状態を柔らかくほどくことを「意識的」に行う行為である。瞑想状態では無意識の層と意識の層とが重なって同時に存在している。そういう状態では自発的に内的な「イメージ」が頭のスクリーンに浮かんでくる。イメージが海底から浮上してくるように。

そのイメージ世界を大切に扱うことが「芸術」への道に通じるのだが、禅の世界ではその状態を「魔境」と呼び、そうした「イメージ」の層に執着しないことを説く。なぜなら、禅の世界では「イメージの層」のさらに深い場所にある、意識の深層やコトバを生み出す母胎へと向かうことに関心があるため、意識の最深部へと一直線に向かい、その世界に触れてもとの状態に戻ってくることを目指すからだ。そうした体験は、自分自身の存在を根本から揺るがし、自分を土台から丸ごと変容させるものになるだろう。それは、自分が死んで生まれ変わるような深い体験として感じられるはずだ。

眠らないように注意しながら意識水準を少しずつ落としていくことで、イメージの層が表層に現れてくる。それは、自分の中から芸術が生まれる瞬間でもある。イメージは自分の意識を支える場所にあるから、それは広大な海に浮かぶ船のように、自分自身のイメージの海で自分の心は動き始める。自然に心が向かう方向へと体が動いていけば、絵として表現されることもあるだろうし、音楽になることもあればダンスになることもあるだろう。それは掃除や家事などの日常生活におけることでもいい。その人にとって何かしらの生きる表現へと繫がるはずだからだ。心の自律的な動きを損なわないように、自然に体が動くという身体行為を通して、それが結果的に自分自身の芸術の母胎となるのだ。

ただ、禅では「悟り」という意識の構造的な大転換を求めるため、イメージの層のさらに深層へと潜ることを目指していく。これは優劣や善悪の問題ではなく、行き先や目的地の違いでもある。どの場所に行きたいのか、最初に地図や羅針盤を持っていけば、迷子になることもない。そのためにさまざまな経験が蓄積されてきた。それがある時には宗教となり、芸術となり、医療ともなり得るのだろう。

こうした東洋での「心の構造」を考える時に、忘れてはいけないことがある。それは西洋のように言語で定義をして整理することが最終目標なのではなく、そこには必ず何かしらの「身体技法」がセットになって組み立てられているということだ。

自分の体の状態次第で心の状態はすぐに変わるということを、東洋では深く理解していた。また、ロシアの医師であり文学者でもあるチェーホフは「風邪を引いても世界観は変わる。よって、世界観とは風邪の症状にすぎない」とも言っている。例えば風邪を引いたり病気になったりした時を考えてみてほしい。落ち込み、気弱になることもあるだろう。ひどい時は「もう生きていても仕方がない」と、生きること自体に絶望してしまうこともあるかもしれない。しかし、風邪や病気が治って元気が出てくると、落ち込んでいたことすらすっかり忘れてしまう。つまり、ちょっとした体の状態で心の状態は簡単に変わり、見える世界すら変化してしまうわけだ。

ある時には世界は希望に満ちたバラ色に見えるが、ある時には絶望と不安に満ちた灰色に見える。こうした世界観の変化は、外の環境に原因があるのではなく、自分自身の体の状態と深い関係があるということだ。東洋の世界においては、そのことを正面から深く追究してきた歴史がある。私たちの心や意識の状態は、体の状態次第でどうとでも変化してしまうものだということが前提だからこそ、体を扱う技術としての身体技法が必ずセットになっているのだ。

禅では掃除や食事など、日常の行為における身体感覚に対しても鋭敏な注意を払い、日常行為の身体感覚をこそ注意深く観察することを促している。

西洋では言語を主として思想や哲学をつくり上げ、東洋では言語だけではなく身体技法とセットで思想や哲学を練り上げていった。それは考え方の違いであり、何を大切にしているか、という違いにすぎない。

基本的には体と同じように、意識や心も全体性を持つものである。先人が積み上げてきた思想や哲学も、失われた全体性を取り戻すという目的は東洋であろうと西洋であろうと共通しているはずだ。頭や体や心のバランスを取り戻すことこそが大事なことであり、それに至るプロセスはさまざまであっていいのだから。

## ◉自我とは

心や意識とは、そもそもどうやって生まれたのだろうか。

人生の始まりは、必ず誰かに無条件に依存することから始まる。赤ちゃんは、母体の陣痛が始まると子宮から押し出されるようにして、さらに自分の強い意志で体をねじりながらこの世に生まれ落ちてくる。法律も常識も社会もお金も何の概念も持ち合わせず、文字通り素っ裸でやってくる。

その圧倒的な「弱さ」の中で育てられ成長していく。人はひとりでは生きていけないため、その後も助け合い、寄り集まり、役割分担をして社会をつくり、その中で生きている。そうした過程の中で、自分の外の世界における社会的な自分と内的な世界における自分との調整をする必要に迫られる。

外的な世界との絶え間ない相互作用を繰り返し、その中で内的な世界を守りながら、外側に広がる既成のルールを学習しながら、少しずつ人は成長していく。その過程で、外界と自分の内的世界を守る防波堤のようなものとして「自我」がおのずと生まれてくる。

自我とは「わたし」という人間がひとつのまとまりを持って動いている、その意識の中心のことである。1歳半ぐらいには生まれるとされており、それはすなわち「わたし」という自意識が発生する瞬間でもある。それまでは自分と母を含めた他者との境界は曖昧であり、自分の外と内が連続して繋がっているような状態から、「わたしはわたしである」という自意識が次第に生まれてくる。「すべてが思い通りになる」という万能感から、「思い通りにならない」という現実を何とか調整していくことで、「わたし」は形成されていく。

しかし、「わたし」という輪郭の境界が曖昧過ぎると、外の世界のどこまでが「わたし」なのかよくわからなくなり、外の世界がズカズカと内部に勝手に侵入してくるように感じられ、内側の世界がおびやかされることになる。

人間が「わたし」を「わたし」として認識できるのは、体が皮膚によって物理的に覆われているからだ。皮膚は私たちの外側と内側を意識する境目でありながら接点でもあり、皮膚を介して外の刺激を受けることで自分という存在の輪郭を初めて意識することができる。つまり、外側の世界と内側の世界とを隔てることで、「わたし」という自我はつくられているのだ。

「わたし」というひとつのまとまりは、外からの絶え間ない皮膚感覚への刺激によって、外と内との情報のやり取りの中から立ち上がっている。物理的な境界線でもあり、心理的な境界線として、体は皮膚によって内と外を分けるが、心にはそうした境界線が生まれた時からあるわけではなく、生きていく過程で個別につくられていく。自分の内側の世界を育むためにも、「わたし」の外と内の敷居を便宜的につくり、常に改変や改良が行われていく。そういうプロセスが自我という境界線になっていく。

それは「わたし」にとって大切な内部環境や生命環境を守るために必要なものだ。思い通りにならない現実を何とか受け入れるために、自分の内的世界にとって受け入れやすい形に加工・編集して生きやすくするためにも、外側と内側の境界線であり関所としての自我は生まれてくる必要があった。

例えば、自分が受け取った辛く悲しい体験などを分裂させて部分的な体験として受け取ったり、変形させて受け入れやすいかたちに加工したり、抑圧してしまうことで体験自体を拒否したり、自分の中に適切なかたちで受け入れようとさまざまな工夫を行う。その過程でその人固有の自我が個別にできあがってくる。

外界の辛い現実をすべてありのままに受け入れることは難しいため、ろ過装置のようにフィルターを介して自分の内側へ取り入れるようになっていく。そのプロセスは生まれた直後から静かに進んでいるため常態化しており、そうしたフィルター越しに自分が外界を取り入れていることにすら気づいていないことも多い。

自我は「わたし」の内側の「いのち」の世界を守るためにできたが、「わたし」は自我の壁の中だけで自閉して生きていく存在ではない。絶え間なく壁を壊しつくり替えて、現実に適応しながらまた再構築し、より良い存在へ成長していきたい、より深く広く発展していきたいという深い欲求を持ちながら、一生かけて変化し成長していく。

人間はさまざまな体験を取り入れながら、より良い新しい自分へと向かっていこうとする。それは生命本来が持つ欲求であり、命の脈動のようなものだ。生命は常に変化し続ける存在なので、自分の内部にあるさまざまな矛盾を、より良いかたちで受け入れて統合させながら、すべての体験を滋養として変化していこうとする。その歩みは少しずつ少しずつ、たとえ前へ進んでいないように見えても、生きている限り螺旋階段を登るように別の角度から見れば変化は起き続けているのだ。

それは自我という表層からの働きというよりも、無意識も含めた、命が持つ大きな力や動きである。もっと深いところから「わたし」の全体を突き動かしている中心こそ、深層心理学では「自己（Self）」と呼んでいる。それは、自我のように意識できる場所だけではなく、無意識もすべて含めた全体像としての「わたし」である。

人間は絶対にひとりだけでは生きていけない存在として、人生の幕を開ける。しかし、すべての生き物がそうなのではなく、「ヒト」がとくにそうした特徴を持った生命体なのだ。人間がこの世に生まれてきた時、世話をされることなく放り出されてしまったらすぐに死んでしまうだろう。人生の始まりは圧倒的に弱く脆い存在であり、誰かが食事を与えてくれて、排泄物の処理をしてくれないと生きることを続けることすらできない。そうした記憶があろうとなかろうと、人間は必ず誰かの愛を受け、生き続けることができた。「わたし」のひな型となる自我が生まれるプロセスには「弱さ」が核にある。だからこそ愛を体験し、誰かに大切にされた体験が必ずある。それは生き残っていることの前提となる刻印だ。生きているだけで、生き残っていることに誰もが無条件に自信を持っていい。誰かの存在によって生き延びたという証なのだから。

私たちのような医療の臨床家は、そうした生命の核の存在を強く信じている。いろいろな困難があってもそれが乗り越えていくための支えになるはずだと。どんなに辛い目に遭っている人でも、苦難に満ちた道のりであっても、今こうして生きている以上、その根本には誰かに守られ、愛され、大切にされて、生きてほしいと願って育てられた体験が必ずあるはずなのだ。

他の動物が生後すぐに自立して生きていくのに対し、人間が必ず生後初期にこうした体験を経ることは、重要な意味を持つと考えられる。誰かに支えられ、大切にされているという感覚は、覚えていようといまいと、生きるための支柱となり、土台を与えてくれるものだからだ。

「わたし」という全体の中で司令塔となる自我は、あらゆる体験を滋養として吸収し、つくり上げられる。「わたし」の基礎工事は5歳くらいまでの時期に急ピッチで行われ、「わたし」の成長過程で、感情や情緒も急速に学習していく。感情の学習は、生後1ヵ月くらいの時期に「不快」という感情をまず初めに知ることから始まる。最初にそうした感情を学ぶ必要があるのは、生き物として生命を維持し生き抜き続けるために極めて重要だからなのだろう。

生命の歴史は命がけの日々の連続だった。生き延びよう、生き抜こうとする生命の力があらゆる形態をとって小さな体の中に詰まっている。3ヵ月、6ヵ月、12ヵ月……と成長するとともに喜びや恐れ、怒りなどの感情を、自分なりに少しずつ学習していく。2歳ぐらいで人間としての基本的な感情が揃い、5歳くらいまでには大人と同じ程度のあらゆる感情の学習を終えるという。そんな慌ただしい子ども時代を経て、私たちは大人へと成長していく。何色にも染まっていない無限の可能性を持つ自由な「子ども性」は、人間の心の奥深いコアの場所にあり、そのうえに層状にコーティングされるように成人としての体験が積み重なっていく。大人になるほど自我という壁を、偏見や固定観念で塗り固めていくため、古い部分は地層のように深く沈んでいかざるを得ない。

ただ、古い地層はなくなったわけではなく、常に今ここに存在している。過去が土台となり、足場として今の自分自身を支えているのだ。そうした、「存在の核」ともいえるものは、命の奥深くにひっそりと存在し、意識と無意識の中間地点で時折顔を見せ、「わたし」という存在の要となる。

## ◉矛盾と葛藤

「自我」という外と内の境界に立つ門番にとって、思い通りにならない現実や受け入れがたい状況に出くわすと、何とか受け入れようとして「葛藤」することになる。葛藤とは、心の中に相反して対立する感情が存在し、そのいずれかで迷っている状態だ。もともとは、葛《かずら》や藤《ふじ》のような枝が多い植物が、互いにもつれ合い、絡まり合っている様子から、この言葉が生まれた。文字通り、物事が絡まり合い、身動きが取れず、何をどうすればいいかわからない状態こそ、まさに心が葛藤している状態だ。

そうした葛藤は、たいていは二者択一の問題として単純に受け止められる傾向にある。例えば、実際の現実と自分が求めている現実が異なり、自分の行動に矛盾が生じた時、その事実をなかなか受け入れがたい場合がある。その板挟みの葛藤から解放されたいという心理が働いてしまうために、一方にマイナスや悪のレッテルを貼り「抑圧」というかたちで無意識の世界へ押しやることで、見ないふりをして、そもそも無かったことにするのが、もっとも安易で簡便な解決法だ。しかしこれでは、何の解決にもなっていない。自分にとって相容れないものを見ないようにしただけのことだ。

心理学では、そのようにマイナスのレッテルを貼って無意識の中に押しやって見えなくしたものを「影」と呼ぶ。光に対して影ができるように、影は常にその人から離れることはない。見えないふりをしても、いつもそこにある。そうして直面しないように無意識に押しやった影は、行き場がないために心や体の無意識の場所に押しつけられることになり、時間を経て心の症状として変換されたり、体の症状として表現されることで、意識の上へと浮上してくる。心や体の問題としてフィードバックされて自分自身に再び提示されることで、過去に先送りした問題とかたちを変えて向き合わされることになるのだ。

医療現場では、心や体の問題の訴えを聴くが、表面に現れているものとはまったく別の問題が、かたちを変えて表現されていることが多々ある。もちろん、先天的なものや、生まれつきのものはまた少し違う意味合いを帯びている。生まれつきのものは、それ自体がその人にとっての前提条件として存在しており、前提なのだから誰とも比較することはできない。たとえ、見た目が同じように見えても、全員が異なる体を与えられて生まれてきているのだから、その前提となる自分の体を生命ある限り生き切ることになる。前提条件はすべての人が異なるものだ。

その後、成長とともに生きているだけで心や体にはいろいろな症状が出現してくる。それは、体や心がバランスを取ろうとするプロセスの中で、うまく問題を解決できずに体や心の中に収まりきれなかったものが症状や病として表に出てくるのだと私は考えている。

自我は常に矛盾や葛藤を抱えている。頭の概念でマイナスのレッテルを貼り、善と悪とに振り分け、見たくないものを心の中に抑圧し、そこに蓋をして見ないふりをする。そうすれば一時的には問題が解決したような気になるかもしれないが、自分の中に未解決のまま残り、いつか直面すべき課題として存在し続けることになる。それはいつしか感情と結びつき、体の中でエネルギーを持って微熱のように発熱し続けるのだ。

そうしたことが何度も何度も繰り返されていくと、心の症状として再提示されることもあるし、体の症状として表に出てきたりもする。身体言語として症状に変換され、自分自身に知らしめるかたちで舞い戻ってくる。

心臓を診ていて感じるのは、その人の全体性の中でもっとも感受性が高い場所に、最初に症状が現れてくるということだ。それは人によって体の場合もあるし、心の場合もある。体の中でも心臓の場合もあるし、別の場所の場合もある。本人にとって一番敏感で反応しやすい場所が、切実な問題として最初に反応して受け止めているためだ。そのことを一般的には「心臓が弱い」という言い方もできるが、それだけ「心臓の感受性が高い」ということでもある。弱さは敏感さでもあり、迅速に受け止めることができれば長期的な強さにも繋がるものだからだ。

子どもの頃、私も体が弱かった。特定の場所が悪いというよりは、免疫力が弱く、少し外出して疲れてしまうだけで、すぐ感染症にかかり、熱を出して動けなくなっていたのだ。だが、動けないなりに、自分の体の中で何が起こっているのかを、毎日観察していた。

自分の体内にある臓器の名前まではまだ知らなかったが、体の中の何かが生きて動いて、自分をもとあった状態に戻そうとしているのは感じられたし、そうした「いのち」の動きのようなものを邪魔しないようにするにはどうしたらいいのか、そうしたことを全身の身体感覚や皮膚感覚を通して常に考えていた。

そのため、今でも身体感覚には鋭敏で、体内に異変が起きると早期に気づき、無理せずブレーキをかけるようにしている。そうした身体感覚を鋭敏に感じ取るセンサーは、自分自身の体だけでなく、日常の医療行為の中でも精度高く体を診ることに繋がっていると感じている。子どもの時の体の弱さと丁寧に向き合ったことが、今の自分の強さの土台になっているのだ。

臨床医として心臓を診ている時には心臓のことに集中するのは大前提だが、それだけではなく全体のバランスの歪みの問題として、心臓を捉えるようにしている。心臓は心臓だけで成立しているわけではなく、体や命という全体を成立させるための部分として存在しているからだ。

全体のバランスが崩れた時、どこかにしわ寄せが来ざるを得ない。最初にしわ寄せが来るのがその人にとって敏感で感受性の高い場所になるわけだ。だから、心臓の症状を診て治療をして終わり、という単純なことではなく、なぜこのタイミングで心臓に症状が出てきたのか、ということに目を向ける必要がある。

自分自身との対話は、生まれてから死ぬまで一生続く。ある特定の場所に出てくるサインを決して見逃さず、耳を傾けること。それは体や心からの切実なメッセージであり、何かを訴えているのだから。さまざまな葛藤や矛盾が「抑圧」というかたちで一時的に解決したように見えても、別のかたちをとって表に何度でも出てくる。

では、真の解決とはどういうことをいうのだろうか。

矛盾というものは、実は本来的には矛盾のまま同居できるものだ。矛盾を抑圧することなく、矛盾をそのまま受け入れること。矛盾を感じているのは「頭」の見方や解釈の問題であり、「体」はすべてをありのまま受け入れて生きている。問題の本質は外にあるのではなく内側にある。つまり、自分自身の中にこそあるのだ。

すべてのものには光の面もあり影の面もある。プラスの面もありマイナスの面もある。そうした両極を含んだものとして、葛藤しているふたつのものをひとつの大きな器の中に入れ、ひとつ上の視点から見ることができた時に初めて、その矛盾や葛藤にレッテルを貼ることなく、そのまま受け入れることができるだろう。つまり、自分自身の視点や認識の位置の問題なのだ。

例えば、仕事の上司で苦手な人がいるとする。その上司は神経質で怒りっぽく、誰かの悪口や文句ばかりを言い続けている。あなたに対しても文句しか言わず、何をしても怒られる。そのため、話し声を聞くのも顔を見るのも嫌になってくる。想像しただけで体が緊張し、イライラ、ムカムカする。

そんな時、あなたはある事実を知ることになる。その上司は余命数ヵ月と告知された進行性の難病にかかっていて、さらにその上司を支えていた家族は交通事故に遭遇して入院中だという事実を。それを知ったあなたは、上司を見る目が変わるのではないだろうか。

そういえば、顔色が悪い気がする、頻回にトイレに駆け込んでいる、机の下にあるゴミ箱に血がついたティッシュが入っていた……など、怒りでしか見ていなかった何気ない光景が別のかたちで意味を持って自分の中に収まっていく。あれだけ怒りっぽいのも無理はない、悪口ばかり言って人に辛く当たるのも無理はない……と納得する。その事実を知ったあと、あなたは上司に対して優しく接するようになり、温かい目で上司の行動を見守るようになるのではないだろうか。時には上司の味方となり、上司の失敗をサポートすることさえあるかもしれない。

この時、果たして、あなたの中で何が起きたのだろうか。上司が変化したのだろうか。いや、上司は何も変わっていない。変化したのはあなた自身なのだ。相手の表面的な行動の裏に隠れている秘められた意図を見出して、自分が変わってしまったのだ。相手を見ていた自分自身の視点が変わり、自分自身の認識が変わってしまったのだ。相手の悪いところも、マイナスだけではなくプラスの視点を含めた大きな視点で見ることができるようになったのだ。そうした行動をとってしまうのも無理はない、と。

このことは特殊な事例と思われるかもしれないが、では、私たちはどれほど他人の内情のことを知っているだろうか。誰にも明かすことのできない秘密を抱えながら、受け入れがたい矛盾を抱えながら必死に生きている人たちのほうが、多いのではないだろうか。

さらに言えば、どんな人でも明日がどうなるかなんて誰にもわからない。そんな未確定の人生を誰もが生きているのだ。明日には死んでしまうかもしれない。明日にはもう会えないかもしれない。そうしたかけがえのない人生を誰もが送っていると思えば、先に挙げた例は必ずしも特殊な事例ではないということがおわかりいただけるのではないだろうか。

## ◉抑圧と投影

もちろん、受け入れがたいものは、受け入れがたいものとして抵抗を感じるだろう。その感受性は大切なことだ。自分の中でずっとマイナスのレッテルを貼っていたものにプラスの面も認めるということは、言うは易く、実行は難しいものだ。

もちろん、時間をかけないと受け入れられないものもあるので焦る必要はない。その場合は、未来の自分に可能性を賭けて、未解決のまま託す、というのもひとつの解決法だろう。辛抱強く、時間をかけて、しかるべき時がやってくるのを待つことが必要な時もある。

その時に大事なことは、葛藤は葛藤のまま、矛盾は矛盾のまま抱え続ける力だ。葛藤している状態は、自分がその問題を意識できているということでもある。意識できるからこそ、葛藤として感じているわけだし、それは悪いことではない。それは無意識へと蓋をして押さえ込んでいるわけではないので、実はとても大事な時期なのだ。

むしろ、意識できなくなってしまうと問題が潜伏して見えなくなり、複雑になって長期化する。葛藤している状態は、エネルギーを消費しているように感じるかもしれないが、無意識の世界に追いやってしまうと、見えない場所で知らず知らずのうちにエネルギーは奪われ、問題の本質が見えなくなっていく。

人間は変化することが予め内在化されている存在だ。細胞は日々生まれ変わり、成長し続け、そしていつかは死ぬ。死ぬことすらも変化のプロセスとして含まれている。そういう力が内在しているからこそ、赤ん坊はいつのまにか子どもになり、いつのまにか大人になっていく。赤ん坊や子どもの時は変化や成長が強く感じられるが、大人になっても人間は死ぬまで変化し続けている。変化していく過程の中で、多面的に多角的に物事を見て、プラスもマイナスも包み込んだ広い視点から見られるようになった時、人は成長し成熟していく。

葛藤や矛盾をそのまま自分の中に同居できる状態こそが「ひとつ上の視点に立つ」というイメージに近いだろう。高い場所に立つことで、初めて全体像を俯瞰することができる。鳥の視点で見た鳥瞰図のように。

相対立する矛盾や葛藤が同居できるだけの器が自分の中にないと、ありのままを受け入れることはできないかもしれない。プラスもマイナスも見るだけの認識の幅の広さがないと、自分の都合のいいように物事を一面的にしか見ることができないだろう。現時点で正面から受け止めることができない場合には、第三者のように問題から大きく距離をとって、客観的に観察するような態度で物事を見直してみることも時には必要だろう。

見えないふりをして問題を先送りし、抑圧されたものは心の問題へと変換される。ただ、必ずしもそういう経路をたどる場合ばかりではない。なぜなら、心や体の感受性や丈夫さは個別に異なるので、そういう手段が本人にとって必ずしも有効に働かない場合もあるからだ。

そういう時には、自分の内部の問題が外部の問題として変換されてしまうこともある。人間関係の中に自分の影が「投影」され、トラブルとして自分自身に舞い戻って迫ってくるのだ。つまり、自分の中で抱えていた問題が、かたちを変えて表に出てきてしまうわけだ。

自分が抑圧した影の部分は、一見すると視界からは消えるが、存在そのものはなくなっていない。影は自我が内部に持ちたくない本質でもある。自我の限られた経験と判断から、安易に善悪のジャッジを下すことで、忌み嫌うべきものとして無意識に抑圧することで影になる。

ただ、それは自分の本質に関わることが多い。自分にとって大事な問題だからこそ、拒絶反応が起きるのだ。自分に見えない部分は鏡に映せば見ることができるように、見えない心も、外の世界に「投影」することで見ることができる。

例えば、人間関係において、誰かに嫌悪感を感じたり、イライラしたとする。その時、相手に何かしらの非があるのだと思いがちだが、大事なことはそうではない。相手は、自分の奥底にしまっていた感情を引き起こしたきっかけの存在にすぎず、自分が何に反応してイライラしているのか、相手に感じた嫌悪感の中に自分自身の内側にある問題を発見することができるだろう。気づくべき、解決すべき問題は、自分自身の中にある。いくら外を探しても見つからない。自分の影を投影した相手の中に自分自身の一部を見出し、そこに自分の影を発見しなければ、新しい認識を得ることなく問題が先送りされることになる。

結局、人は影として拒んだものと、深く関わることになる。もっとも重要な人生のテーマは自己認識であり、「わたし」を知ることなのだ。「わたし」という存在が持っている、表層の自我だけではなく深層の自己をも含んだ「わたし」を発見することこそが大事なのだ。

自分の影が、心の問題としてフィードバックしてもう一度出会う時、夢というかたちで現れることがある。人間の表層意識のひとつ下にはイメージの領域があることは先に述べた。そのイメージの領域の場所を介して、抑圧された未解決の問題はさまざまにかたちを変えて表に現れる。

眠りによって自我の固い蓋が外れた時、心の表層は休んでいるにもかかわらず、深い層は活発に活動し始める。ただ、深層にあるイメージ領域が活発に動き出しても表層にある自我の意識は眠りについているため、通常のかたちではコミュニケーションが取れない。そのため、夢というイメージ言語で意識と無意識のバランスを保とうとする。私たちは、眠っている時、気づかないうちに夢というイメージ体験をしている。覚えていようともいまいとも毎日体験しているのだ。

芸術家は、常日頃から自分自身のイメージの層へと深く潜っていくため、眠っている時に夢を見ないかもしれない。それは起きている時に夢を見ているようなものだからだ。夢は、意識の水準次第で、起きている時に見る夢ともなるし、眠っている時しか見られない夢ともなる。そうした心の全体性を保とうする仕組みは、生命の知恵としか表現できないものだ。

## ◉メタファーとしての「病」

自分にとって抑圧された問題が、体や心の問題へと変換されてしまうと、身体言語として体の症状となって現れる。それを無視し続けると「病」へと発展していく可能性がある。心のＳＯＳを頭が無視して、無意識の深い場所に抑圧してしまうと、その影は身体症状となって頭に伝えようとする。

体は頭と違って言葉を発することができない。体は伝えようとしても体を通した身体言語でしか表現することができないのだ。身体言語のような特殊な言語は、イメージ言語や比喩、象徴言語などとして一旦受け取り、本来的に体は何を伝えようとしているのだろうかと、体の立場になって考え直したりしながら、その暗号を解読する必要がある。

また、臓器それぞれにも固有の身体言語がある。心臓には心臓の、筋肉には筋肉の、内臓には内臓の言語がある。国や文化によって言葉が違うのは当然のことで、機能も違えば、役割も違う体の部分とコミュニケーションするためには、言葉への感受性を高める必要がある。体の反応には隠された意味があり、身体症状は体や心からの大切なお知らせを含んだメッセージなのだと思う必要がある。

まずスタートは、体や心の声に素直に耳を傾けることだ。「何を伝えようとしているのか」という問いを立て、その問いの意味や目的を考えてみる。考えているのは頭だから、その頭と体や心の間に固い壁があるとすれば、窓を開け、ドアを開け、隔たっていた世界に空気を通して交流を起こす必要がある。体から発される暗号を読み解けないと、意味は伝わらない。しかし、その暗号がわからなくても、まず「受け取る」ことが第一歩となるのだ。

手紙が届けられているのなら、ポストの中に置いたままにせず、まず受け取ることから始まる。それは悪いニュースのように感じられる場合もあるかもしれないが、体は私たちが把握できないほどの全体性のバランスの中で動いていて、局所的な問題は全体のバランスを取る一環として起きているのだ。腰が痛いのも膝が痛いのも、骨格の歪みという局所的な問題として起きているように。

身体言語としての体の症状は、自分が意識的に見たくない、薄々気づいてはいるが見過ごしてきたものを身体言語で見せようとする。同じように夢はイメージ言語として見せようとする場合がある。体や心の症状を敵視して抑圧し無視するのではなく、そこに自分の発展の可能性を探るという視点こそが大事なことだ。自己を成熟させる素材として、そして変化を起こす発火点として。

人は心の奥にある問題を率直に語ろうとしないが、身体言語としての症状は真実を素直に話しているものだ。頭は嘘をつけるが、体は嘘をつけない。体には嘘という概念すらないだろう。身体症状や病気は、心の奥底に隠しているものの存在を改めて気づかせてくれる。そのことをしっかり受け取ることができれば、頭も体や心に嘘をつく必要がなくなり、素直で正直になっていくだろう。

だからこそ、病や症状をきっかけとして行動の変化を強いられた場合は、その意味を真剣に受け止める必要がある。大抵は、本来のあるべきところへ戻そうとする体からの要請である。しかしそれはせっかくの体からの修正行為であるにもかかわらず、ありとあらゆる手段を使って頭が無かったことにして押さえつけてしまう。症状などの身体言語と対話して、伝えたいことの本質を受け取り、体が伝えたい真の意味に近づいていくことが大切なのだ。「病」にどういう意味を与えるか、というだけで病の見え方はまるで変わってくる。自分自身からは逃げ続けることはできないし、生まれてから死ぬまで付き合っていくのだから、体や心に起きる現象に対しても、誠実に親身に付き合っていく必要がある。だからこそ、病を身体言語として受け取り、自分自身が解読しようと取り組まない限り、永遠に心や体のメッセージは伝わらない。

　より自然で望ましい状態に導こうとし、好ましくない状態から救い出そうとしているのは自分自身の体である。この世界でみずからの力で改善できるものは、自分の視点くらいだろう。「気づく」ことで視点はひとつ上の層に移動し、葛藤は苦でなくなる。

　対話に必要なのは、扉を開くこと、相手とわかり合おう、分かち合おうと思うこと、そして根気強く続けること、そういう基本的なことなのだ。それは自分の体や心との対話にも当てはまる。長い人生の伴走者は、自分自身の体や心なのだから。

## ◉外的行為と内的世界の相互作用

子どもであろうと、大人であろうと、お年寄りであろうと、人は毎日を違う体験として生きている。そのため、死ぬまで心は変化し、成長し続けている。しかし、心が大きな変化を迎え、私たちの意識の構造が大きくつくり替えられる時、苦痛や危険をともなうこともある。別の言い方をすると、そういう苦難の時期こそが、その人の意識の構造が大きくつくり替えられる瞬間でもあるのだ。

例えば、大きな体の病気にかかり、今までの生き方を変更せざるを得なくなった場合、精神的な危機が訪れ、情緒不安定になったり抑鬱《うつ》状態になってしまうこともあるだろう。離別や死別など、いろいろな別れの体験に遭遇することもあるだろう。そうした時に苦難の表面だけを見るのではなく、その深層で起きているプロセスをこそ大切に感じてみてほしい。悲しみや辛さという感情は、そうした深層で起きる心の営みの証として受け止め、そこを乗り越えていくと、「新しい自分」へと成長していくだろう。

意識や心は、一定の形がないものだから、その時の状況に応じて常に変化し続ける。受け止めきれない出来事によって葛藤が生まれた時、心の全体像は大きく変化し、新たな出来事にも対応できるようつくり替えられる。病や葛藤を受け止め、時には乗り越えながら「新しい自分」へと変化し続けていく。そういうことを人生の中で何度も繰り返しながら、人は少しずつ成長していくのだ。まるで手ごねでつくられる土器のように、心はより柔軟にしなやかに、軽くありながらも同時に強度を持つ形へと変化していくはずだ。

比べるべき相手は他の誰かではなく、過去の自分自身でしかない。過去の自分が現在の自分へ、そして未来の自分へと変化し続けているだけなのだ。比べるべき物差しは、あくまでも過去と現在の差異の中にしかない。

心理学者のユングは、晩年にボーリンゲンという湖のほとりで塔をつくっていた。自分が「生きて、死ぬ」という人生の仕事を完成させるために、自分の生の中に死を迎え入れていくためにつくっていたという。ユングは外側に塔をつくることにより、内的な心のプロセスを動かし、視覚や触感とともに心の動きを具体的に感じていたのだろう。

心の中で自分が変化、成長していくために、未知のかたちや構造を外的に象徴的に表すことで、自分の内側と外側が相互に反応を起こす。つまり塔をつくる外的な行為は、心の変化という内的なプロセスにとって触媒のような役割を持っていた。

「美」という究極の理想（イデア）に向けて物をつくる営みは、そのまま内的な心の変化や成熟へと繋がっている。生と死、という矛盾するものを矛盾したまま自分の中に定位し位置づけていくために、ユングは塔をつくるという行為を必要としたのだろう。生と死を矛盾なく位置づけたり、生と死とを関係性のあるひとつの環（輪）としていくことは、命を与えられたものがいずれ直面する課題でもある。

人が外的な世界で行っていることは、心の中の内的世界にも必ず反映している。言葉使いでも、相手への行為でも、仕事でも、家庭内のちょっとしたことであっても。心から生み出されたものは外に表現されて、再度心へも作用する。そうして自分へ舞い戻ってくるフィードバックの繰り返しによって、私たちは物事を学習して成長しているのだ。自分が発する言葉も同じで、外に発しているように思える言葉も、自分自身が一番聞いているのだから、自分自身にもっとも働きかけていることになる。

外的にものをつくる行為は、内的な心の世界において未知のものをつくっては壊す、という新陳代謝が同時に生起するプロセスの引き金となる。ものをつくる行為の中には、あらゆる失敗と、その失敗を乗り越える工夫とが渾然一体になってすでに含まれており、心の中に抱えている葛藤や矛盾があらゆるプロセスを経て最終的にひとつの形を持った作品として顕在化する。もちろん、完成しないこともあるかもしれない。そう簡単に矛盾は解決しないからだ。

ただ、そうした心の葛藤や矛盾こそが、創造物をつくる豊かな母胎にもなっている。多くの人が気づかない部分に違和感を持ち、多くの人が見過ごしているものを発見し、その違和感やずれをこそ大切にして、安易に解決しないように心の奥深くで孵化を待つ卵を抱えているのだ。

そうした外的な行為と、内的な心のプロセスとは分かちがたいものだ。内的なプロセスが、心の深い場所を通過したものであればあるほど、それは強い力を持ち、質がともなったものになるだろう。自分自身を癒すものでありながら、他者をも癒す力を内在する作品へと昇華されるだろう。そのことを、人々は芸術（アート）と呼ぶのだ。

## ◉心が求めるエネルギー

目上の人や仕事の上司、もしくは苦手な人と会うと、緊張して「気疲れ」することはないだろうか。この時、心の中でどういうことが起きているかを考えてみたい。

ただ椅子に座っていただけなのに、苦手な上司を見ただけで、場合によっては名前を聞いただけでどっと「気疲れ」する時、外的には何も起きていないように見える。しかし、内的には大きな負荷がかかっており、エネルギーを消費している。それを私たちは「気疲れ」として感じている。その感受性こそを大切にしてほしいのだ。「気疲れ」は決していいものには思えないだろうが、慣れてくるとそうしたことにすら気づかなくなる。それは単に潜伏してしまっているだけで、自分が感じている大切な違和感やずれを忘れていることになってしまうのだから。

この場合の内的なエネルギーとは、過去に怒られたイメージや間違いを指摘されるのではないかという恐怖や恐れや緊張であり、相手を受け入れたいという気持ちと受け入れられないという気持ちとの対立といった、さまざまなものが無意識の中で心に負荷をかけている。もちろん、それは全身の筋肉の緊張というかたちでの外的な変化もともなうものなので、物理的にも「疲れ」を感じている側面もある。

こうした見えない心の中でエネルギーを使っている時、その些細な違和感を表現しようと、日本語では「気」という単語がついた言葉がいくつもある。「気が重い」「気が進まない」「気が立つ」「気が散る」「気が詰まる」「気が咎める」「気が張る」「気が引ける」「気が滅入る」「気に掛かる」「気に障る」「気に留める」などの、こうした言葉は、身体言語の一例だといえるだろう。

心は意識しようとしまいと、頭が気づこうと気づかずとも、無意識の中でせっせと何かしらのエネルギーを使い続けている存在なのだ。心を安定化させ、体を安定化させるために、生きているだけで心のエネルギーを消費しているのだ。

心は常に何らかのエネルギーを必要としている。人間の生命を動かすために、心の中と体の中でエネルギーが必要とされ、相互に行き来しながら、消費されたり供給されたりしている。私たちは食事や水といったエネルギーを摂らないと生きていけないし、生きていくことができない。そのことと同じように、心にもエネルギーが必要なのだ。

食事は一日3食という習慣があり、胃が空腹を知らせてくれるから、エネルギーが枯渇することはない。では、心のエネルギーはどうだろう。心も「気苦労」や「気疲れ」や「気を使う」時にエネルギーが消費されているとすれば、食事をするように心のエネルギーを供給する必要があるのではないだろうか。

体も心も、供給するべきエネルギーが枯渇していることが、病気の遠因になっていると感じることも多い。心のエネルギーが枯渇すると、気づかない間に栄養失調となり、動こうにも動けなくなる。体は目に見えて痩せてくるのでエネルギーの枯渇に気づきやすいが、心のエネルギーが枯れている時には、イライラやムカムカという心の言語でしか表現できないので、わかりにくいものだ。

そうした心のエネルギーの供給源となるのが、文化や芸術なのだ。何かを見たり聴いたりすることで、心が温かく感じたり、心が豊かで満ち足りた気持ちになったり、心が自由になったりする時、何かしらのエネルギーが受け渡されているのだ。心のエネルギーは、芸術や美から供給され、生命活動が維持されている。意識活動、無意識活動、そしてそのあわいの領域を行き来するためには、エネルギーの供給が必要なのだ。

エネルギーとは、心の中を環流している水のようなもので、水が流れるためには水路のような通り道が必要だ。水路がきちんと循環している場合もあるし、地下水のように無意識の奥底を環流している場合もある。

取り出しやすい場所に水路があれば、その水を汲み取って滋養とすることもできるだろう。水源から湧き出す水脈をうまく利用できる人もいれば、その流れが阻害されたり、うまく汲み出せない人もいるかもしれない。ただ、そうした水源を探り当て、水路を整えていく営みそのものが、何かを生み出すプロセスの一環でもあるし、新しい自分自身を創造するプロセスにもなるだろう。

## ◉未知なる新しい自分の創造

何か新しいものを生み出す過程を考えてみる。その「新しさ」とは果たして何だろう。

一番重要なのは、自分自身にとって「未知」であるということだ。「未知」であるものは常に新しい。未知の自分とは、新しい自分でもある。創造を仕事としている人には、それに加えて過去の先人たちがやっていないことも「新しい」仕事として求められるだろう。いずれにしても一番重要で基礎となるのは、自分自身にとって未知の世界に触れているかどうかということだ。

自分という存在は生命の歴史の中でも唯一無二の存在であり、同じ人は過去にも未来にも存在しない。だからこそ、他の誰でもないその人らしさが付与されることで、「新しい」ものになる。だからこそ、他の誰でもない自分自身と出会い続けることが必要となる。

未知の新しいものを生むことは、「新しい自分」と出会い、今の自分より成長するということでもある。その人自身が生まれ変わることが、新しい芸術や創造物を生む母胎となる。

対立していたものや矛盾していたものに対して、大きな視点で矛盾を矛盾のまま受け入れることができた時、自分という全体像の在り方そのものが、生まれ変わっている。つまり、本来の創造行為とは、つくり手自身が生まれ変わり、つくり手自身が新しく創造されることと一体になっているのだ。

心の成長や変化、そうしたプロセスと創造物が一致して生まれる時、その作品はつくり手と分かちがたいものになるだろう。オリジナル（原型、原作、独創的）とは、オリジン（起源、源泉、原点）と繋がっているかどうか、ということでもある。

つくり手である当事者の抱える矛盾や対立の課題の質が深くなればなるほど、個の枠を超えて、集団であったり、共同体であったり、時代であったり、より大きなテーマへと課題は移る。ひとりの人間が、時代そのものを受け取る器として、時代の矛盾や対立物をひとつ上の視点を持って受け止めることができる時、それは時間や空間を超えて人の心を動かす創造となるのだ。気づこうとも気づかずとも、つくり手の深い無意識の層をくぐっていればいるほど、深く心を揺さぶるものとなる。その深い部分で起こるプロセスは、つくり手にとって必ずしも楽しみや喜びだけではなく、ある種の苦難をともなうことがあるかもしれない。

ただ、さまざまな感情の総体をくぐりぬけて、新しい創造として作品が提示された時、それは質をともなうものとなり、必ずや誰かの心を深く強く揺り動かすものになる。それはつくり手自身を癒すものであったり、つくり手自身の欠落や渇きを埋めるものでありながら、同時にさまざまな人をある種の「治癒」とも呼べるような、全体性をともなった体験へと誘うものになる。作品の「質」とは、そういったことの呼称であるのだ。

この営みは芸術家だけに起きる特殊な事柄ではなく、私たちの心の中でも日々起きていることでもある。過去の自分と現在の自分、未来の自分、さまざまなかたちで同時に存在する自分自身に対して、ひとつの軸や流れや筋を与えることで、心は常に「新しい自分」を生み出そうと創造行為を行っている。だからこそ、今日辛いことがあっても、明日は別の日として希望を持って元気に生きていくことができる。日記を書くだけでも、自分の物語を創造することに繋がり、過去の体験はまた別のかたちへと変化して受け止められていく。部屋の掃除をするだけでも、自分の空間を創造することに繋がり、自分の心身までもすっきりと生まれ変わったように受け止められる。そんな日常の小さな積み重ねの果てに、あらゆる芸術家が挑んできた偉大な創造物の数々があり、しかもそれは私たちのそうした日々の創造行為と地続きにあるものだと私は思っている。

外から見ると苦難や受難としか思えない状況であっても、心の内部では矛盾を統合しようと、もつれた問題を解きほぐそうとする重要なプロセスが動いていることを忘れてはならない。医療者も、そばに寄り添う者も、そうした心の深層で起きているプロセスをこそ、大切にし、見守る必要がある。

「話を聴く」というのは、そういう心全体の動きを尊重しながら、耳を傾けるということだ。聴く行為は、相手の心のエネルギーの水路をつくるように、その人が向かいたい方向へと道筋をつけるための大事な行為となる場合もあるだろう。できるだけ相手の心の自発的な動きを待ちながら、その人自身の手で心のエネルギーが流れるための適切な水路を導き出せるよう、寄り添ってともに待ち、邪魔をしないように相手を尊重しながら温かく見守る。そのためには見守る側にもそれ相応の内的な力が必要だ。

お互いが心のエネルギーを必要とし、心の中のように見えない場所で響き合って共鳴している時、何かが生まれ起こってくるのを根気強く自然に待つこと。そのためには、待つ力が必要だし、聴く力も必要だ。病気になることさえも、病が発症するための力がいる。生きているというだけであらゆる力が必要なのだ。

## ◉創造のプロセス

生きることは創造行為でもあり、創造行為は生きることでもある。

一日一日を違う日として生きることは、それだけで日々を創造しているといえるし、生きることや生命の本質とも直結している。

美術家は美術作品を、音楽家は音楽を生み出す。しかし職業としての芸術家でなくても、誰もが生きる営みの中で〝人生〟という芸術作品を生み出しながら生きている。

日常の中でも新しい視点を獲得して、この世界を再発見しながら生きていくことができる。同じように心の深い場所でも、生きているだけで、日々新しく生まれ変わるプロセスが人知れず行われているのだ。

その一方で、葛藤や矛盾などを抱える心の不安定な状態に耐えて耐えて、耐え続け、待って待って、待ち続ける中で、心のエネルギーは消費されてしまう。だからこそ別の場所から滋養を受けながら、耐え続ける中で、矛盾を矛盾のまま同居できた時、創造という花が咲き、抱きかかえた卵は孵化してこの世に生まれる。それは新しい自分に出会うことでもある。それぞれの人生が、小さくささやかな一日一日から成り立っているように、一日一日の小さな変化は、1カ月、1年、10年、一生……と長期的な視点で見ることで、その小さな変化の重要性に気づくことができる。

相矛盾するふたつの概念、それは光と闇であり、生と死であり、シェークスピアの『マクベス』に出てくるような「きれいは汚い、汚いはきれい」というような、別々のようでいてひとつの世界に共存する概念が、相矛盾したまま共生し、結晶化して、姿、形として顕在化してきた時、深い場所で創造が起きる。表面では何もないように見えても、心の深い場所では創造へのプロセスが起き続けている。

数週間や数カ月という時間の単位で起きることもあれば、数年や数十年という時間の単位で起きることもある。数秒や数分で起きた時も、本当はその数年前から発芽するためのプロセスは続いていたのかもしれない。必要とする時間の長さは、予めわかるものではなく、結果的にしかわからないものなのだ。

ゲーテは『ファウスト』という作品を、23歳頃から取り掛かり始め、何度となく休止期間を挟みながら、82歳で亡くなる死の直前まで執筆し続けた。生涯を通じて60年もこの作品に取り組んでいたことになる。ゲーテにとって、生きることと『ファウスト』を書き続けることは、ほぼ等価なものであったのだろう。生と死というゲーテ自身の存在の輪を完成させるために。ゲーテにとっては誰かのためである以上に、まず強く自分自身のための行為だった。そのことは重要な示唆を含んでいる。

創造のプロセスは、自分の中の失われた全体性を取り戻すプロセスと一致している。人は生きているだけで、全体性を喪失し、部分的な存在となりやすい。したくないことをしてしまい、言いたくないことを言ってしまい、考えたくないことを考えてしまう。そういうことを繰り返していると、引き換えに本当の自分を失ってしまったような気がしてくる。そうした感覚は、自分の全体性が失われている時に感じるサインのようなものだ。

「いのち」や「こころ」や「からだ」が本来持っている全体性が失われると、自分自身とのずれや落差が生じてしまう。芸術は、失われた自分自身の全体性を取り戻すために必要なものなのだ。

だからこそ、人類は芸術（アート）を結果的に創造したのだし、それを見たり聴いたり触れたりして体感することで、生きる力を得ることができる。その営みは人類の太古から未来へと繋がっている。心の中にある葛藤や矛盾や対立物と向き合い、深い場所に行けば行くほど、個人の枠を超えて、より集合的で普遍的なものへと深まっていく。やがて神話で語られるような人間の心の古層へと至るだろう。

このような全体性を取り戻すプロセスは、失われた調和を取り戻すことでもあり、ある時には医療的な働きをする。芸術作品が作者の深いところをくぐってやってきたものほど、受け手の深い場所を揺さぶり、呼応して作用する。時代や国境を越え、生きとし生きる人間に普遍的なものとして。

強く深い感動を覚えたり、動けなくなるほど身体感覚へ影響を与える芸術作品は、「量」ではなく「質」が作用を及ぼす。作品が生まれるまでに費やされたすべてのエネルギーは何ひとつ無駄ではなく、どこかに消え失せたわけでもなく、「質」として顕在化しているのだ。

『モモ』という童話を書いたミヒャエル・エンデは、こうした心に作用する意味での「物語」について真剣に追究していた作家だ。インタビューの中で「音楽に理解はいらない。そこには体験しかない」ということを言っている。

「シェークスピアの芝居を見にいったとする、そのときもです。私はけっして、りこうになって帰るわけではありません。なにごとかを体験したんです。すべての芸術において言えることです。本物の芸術では、人は教訓など受けないものです。前よりりこうになったわけではない、よりゆたかになったのです。心がゆたかに——そう、もっといえば、私のなかの何かが健康になったのだ、秩序をもたらされたのだ。

およそ現代文学でまったく見おとされてしまったのは、芸術が何よりも治癒の課題を負っている、ということの点です」

子安美知子『エンデと語る　作品・半生・世界観』（朝日選書）より

エンデは、人間の心の深い場所を通過して生まれ落ちた作品は、自分に対して治療的な効果があり、それは自分だけではなく他者に対しても同じような効果として作用する、ということを語っている。

もちろん、それは逆の場合もあるだろう。薬は毒にもなるからその判断や線引きは難しいが、心へ何かしら影響を与えているのは事実だからだ。

意識の表層で知的に操作してつくられた作品は、知的な理解はともなうかもしれないが、人の深い部分を揺るがしたり、深い感動をともなうものにはなりにくい。「物語」には、心に長く深い作用を起こす力が内在している。

村上春樹さんも、インタビューで似たことを述べていた。

---

「ぼく個人のことを言いますと、ぼくという人間は、自分ではある程度病んでいると思う。病んでいるというよりは、むしろ欠落部分を抱えていると思います。（…）ぼくの場合は、三十過ぎてものを書きはじめて、それがその欠落を埋めるためのひとつの仕事になっていると思うのです」

『村上春樹、河合隼雄に会いにいく』（新潮社）より私たちは日常的に出会うものと、ある種の固定観念というフィルターを通して接している。例えば子どもの時、初めて自然の中へ足を踏み入れた時、すべてのものが新鮮に見え、その何もかもに驚いたはずだ。しかし大人になるとどうしても、「石はこういうものだ」「光はこういうものだ」「虹はこういうものだ」というフィルターが自動的に作動してしまう。かつては誰もが本当にまっさらな目で偏見なく対象そのものを見ていたはずなのだ。「子ども性」という過去の自分が持っていた力を失った時、その過去の自分を含めた全体性を取り戻すためにも芸術は存在している。心の原始ともいうべき、子どもの時の感性でもう一度世界と出会うためにも芸術はある。偏見や思い込みのない目でもう一度世界を見ることができれば、世界はまったく違った様相で立ち上がってくるだろう。

芸術が生まれる時、それは自分自身の深い体験をともなうものであり、心や体の全体性の回復をともなうものだ。心や体の全体性を取り戻すためのさまざまな手段のひとつとして、結果的に芸術が生まれてきたともいえる。鶏が先か、卵が先か、という話とも似ている。おそらく、両者は円環的に繋がっているのだろう。心の深い場所で、つくり手の苦労や喜びや苦難や感動など、あらゆる状況を乗り越えてきた果てに創造は起こるから、そうしたものを皆が追体験するものとしても芸術はあるのだろう。

ミヒャエル・エンデの父親は、エトガー・エンデというとても不思議な絵を描く画家である。ミヒャエル・エンデは、父親であるエトガーの絵をこう表現している。

---

「いつも気にかかっていたこと、それはゲハイムニス(秘密・神秘・不可思議)ということでした。(…)不条理というのは神秘的でない、と父は言っていました」

ミヒャエル・エンデ、イェルク・クリッヒバウム、丘沢静也訳『闇の考古学　画家エトガー・エンデを語る』(岩波書店)より

「不条理」や「謎」というのは、矛盾したもので知的には理解できないものだ。その矛盾に満ちたあらゆる要素を含むイメージを変形させることなく、そのまま表現したものがエトガーの絵画世界であり、ある種の謎のようなものだということを言っている。そこで安易に理屈づけをして頭の中で理解して「わかったつもり」になることに注意を払っている。

---

「絵は見る人のなかで、物語は読む人のなかではじめて完成する」

ミヒャエル・エンデ、イェルク・クリッヒバウム、丘沢静也訳
『闇の考古学　画家エトガー・エンデを語る』（岩波書店）より

絵画そのもの、物語そのものがそこで閉じてしまっていると、読み手はそこに新たにイメージを付与することができない。入り込んで参加することが

できない。読み手が受け取るだけの消費者になってしまう。

読み手が自分なりの視点で見たり、自分なりの読みや意味づけを加えていくことで、読み手とつくり手との相互作用や共同作業が生まれる。そこに出会いが起きる。つくり手としては読み手が参加する余白や余地を残すかどうかは意図していないだろうが、読み手はその余白を見つけ、そこに新たな意味づけを行う時、そこに関係性や繋がりが生まれる。そうすることで物語や芸術は動き始め、新たな命が吹き込まれる。古典はそうして常に時代、時代において生命を与えられることで長い時を生き続けてきた。

見て、味わい、参加する他者がいることで、つくり手だけでは生まれ得ない別の創造のプロセスが動き始める。受け取った人にも、固有の意味を持ったものとして立ち上がってくる。作品がそれ自体で閉じられたものではなく、解釈の余地や余白が残っているからこそ、見るものもそこに関わることができるのだ。

芸術を消費するものとして受け取ってしまうだけだと、その本質はわからない。だが、芸術を自分自身も生産するものとして積極的に関わることができれば、芸術だけでなく医療も、そして生きていること自体も、大きく変わっていくだろう。

創造というと、特殊な選ばれた才能を持つ一部の人だけが行うものだと思われやすいが、そうではない。生きるプロセスの中で、自然に起きている営みでもあるのだ。一日一日を違う日として、毎日をあたかも人生最後の日のように大切に味わって生きることは、未知の自分と出会い、新しい自分を創造することになる。そうした一日一日の小さな積み重ねの果てに、「一生」という自分の人生の創造がある。

一日一日を違う日として生きることは、過去の自分が抱えていた葛藤や矛盾を、現在の自分が新しい視点で見直し、未来の自分へと受け渡していくことでもある。そうして心の中に収めていくプロセスから、何かしらの創造の花が咲いてくることがあり、結果的に芸術が生まれてくることもある。

誰かの創造物を受け取る場合でも、創造物は一方的に消費するものではなく、自分自身も生産しているのだと思うことができれば、芸術作品の受け取り方の質も変わってくるだろう。

創造とは、芸術の世界だけに閉じられたものではなく、本来的には生きることと不可分なものなのだ。芸術も医療も、失われた全体性を取り戻して、自分自身を再創造するという意味では、同じ次元にあるのだと考えている。日々の創造、人生の創造、形を持ったものの創造であり、消費や破壊をその内に含みながら、生きているプロセスそのものも創造なのだ。

# 第三章　医療と芸術

## ◉医療と芸術の接点

第一章、第二章で述べてきたように、「医療」と「芸術」は、表現方法は違うように見えても、同じ土壌から咲いた別の花である。体や心や魂のプロセスとして、共通の働きを持っていると私は考えている。

医療とは、健康を目指すものだ。英語で「Health」(健康)という言葉があるが、その語源は古英語の「Hal」から来ている。「Hal」は「完全である」という意味であり、そこから「Holism」(全体性)や「Holy」(神聖な)や「Heal」(癒す)、「Health」(健康)という言葉に分化していった。つまり、「健康」(Health)という言葉には、そもそも「完全」(Hal)、「全体性」(Holism)、「神聖」(Holy)といった意味合いが含まれているのだ。

ギリシャの「エピダウロス」という場所には、古代ギリシャ時代の劇場が残っている。紀元前4世紀頃につくられた円形の劇場が当時の形のまま残っているので、「エピダウロスの考古遺跡」として世界遺産に登録されている。古代円形劇場という建築物がおもに注目されている場所だが、実際に足を運んでわかったことは、場全体が総合的な医療施設であったということだ。

エピダウロスの地には温泉があり、演劇や音楽を観る劇場があり、身体技能を競い合い魅せ合う競技場があり、さらに眠りによって神託を受けるための神殿（アスクレピオス神殿）もあった。そこは人間が全体性を回復する場所であり、ギリシャ神話の医療の神である「アスクレピオス」信仰の聖地でもあった。

この神殿には「眠りの場」があり、訪れた人はそこで夢を見る。夢にはアスクレピオスが出てきて、夢を見ることで自分自身の未知の深い場所とのイメージを介した交流が起きる。聖なる場でのそうした夢の体験そのものが、生きるための指針や方向性を得るための重要な儀式的行為でもあったのだ。

こうした空間は芸術のための空間でありながら、同時に医療のための空間でもあると確信した。明治期にドイツから日本にやって来た医師ベルツも、日本では草津温泉などの湯治場が体や心を癒すための医療の場として機能していることを、驚きとともに医学専門誌で発表している。日本では多くの温泉が療養地として自然なかたちで愛好されているため、政府は温泉治療を進めていくべきであると力説している。

「温泉」という人々が自然に集う場に、このような劇場空間や芸術を体験する空間があれば、体だけではなく心の全体性を取り戻す場となり、現代の病院とはまったく違うかたちで健康を目指す医療の場となることだろう。「病院」はあくまでも「病」を扱う場所であるが、江戸時代にあった「養生所」はまさに「生を養う」ための場所であった。「病」と闘うための施設としての「病院」を否定するわけではないが、病院をさらに補う場所として、「健康」「生」を養う場所が必要であると私は考えている。

古代ギリシャには、かつて温泉や芸術で生を養う場所があったのだ。その地は遺跡となった今も、我々に静かに語りかけているように見えた。今の時代に本質を受け取り、新しく意味づけられることを待っているかのように。芸術も医療も、それぞれが協力し合い、補い合う関係性が必要なのではないだろうか。

## ◉「病気」を考えるか「健康」を考えるか

医療の歴史を、もう一度整理しておきたい。

西洋医学は、1800年代後半に自然科学の発展とともに生まれた新しい医療である。単一の原因で因果関係がはっきりしているような急性期の対応に関して、西洋医学はとても強力だ。実際、ペストや天然痘などの感染症は、西洋医学の恩恵を大きく受けており、当時その効果は絶大なものだった。また、戦争が多かった時代には、原因が明確である急性外傷に対する処置にも、西洋医学の方法論や技術は極めて有効だった。集合知としての「科学」は、個別性よりも一般性や普遍性に注目する。普遍性を目指すために知の蓄積をしながら仮説と検証を繰り返すことで、科学の知は人体の理解を深めていった。

ただ、すべては技術であり使い方次第である。どう使うかという使い手の側が重要なのだ。それぞれの方法論の中には考え方や哲学が分かちがたく一体になっている。そこで、西洋医学とそれ以外の伝統医療などの考え方の違いを、ひとつずつ見ていこう。

西洋医学では、体を戦いの場として見る。病は敵であり、頭の判断で「敵を倒せ」という命令により強制的に排除する対象である。それはつまり、体や心という場を戦場として捉えることでもある。私たちが日々生きて暮らしている体や心が、24時間365日、常に戦場になるわけだ。

生命の歴史は、数十億年かけて単細胞から多細胞生物となり、体が複雑化していった歴史でもある。体の歴史は役割に応じた分業化・専門分化の歴史でありながら、それ以上に重要なことは同時に協力、協調の歴史でもあるということだ。

すべての細胞、臓器や器官は、それぞれの専門に応じて役割分担をしながら、寿命がやってくるまで精一杯協力し合う。そうでないと、個々の臓器たちがバラバラに動いてしまい、体がうまく機能しなくなってしまう。つまり、生命の歴史から見れば、体は戦場ではなく、調和の場であると考えるほうが自然だ。60兆個の細胞が協力し合い、共存している場であると。

第二章でも述べたが、心も意識や無意識といった層構造に分かれているが、これもただ専門分化していっただけではなく、お互いが調和や協力の関係性を持った場として存在している。それぞれが好き勝手に動くためではなく、互いが協力し合うために、部分は全体のために分かれていったのだ。

伝統医療では、体や心を調和の場であるとみなしていた。本来あるべき調和が崩れたからこそ、不調和としての症状や病気がある目的をもって起こると考えられていたので、もともとあった場を取り戻すためにあらゆる手段が講じられることになる。

もちろん、私たちには、異物と判断したものを自動的に排除する免疫システムが備わっている。ただ、その生命の知恵として持つシステムの本質を、頭が「戦争」のメタファーとして捉え、病や異物を憎悪し攻撃する対象として考えるのか、あるいは、頭が新たな「調和」へと至るメタファーとして捉え、病や異物の深い意味を読み取るように新しい平衡状態へ移行するきっかけとして考えるのか、その考え方の違いは日々の積み重ねの中で心身へ大きな影響を与え続けるだろう。

伝統医療のように、体や心を戦場としてではなく調和の場として捉えるならば、医療も芸術も、全体性を取り戻すという意味では同じことを目的としていると考えることができる。失われたバランスを取り戻すために、ある時には医療を必要とし、ある時には芸術を必要とするのだ。

西洋医学は「病気を治すこと」が目的であり、その後どこへ向かっていくのかは何も問わない。伝統医療では、「健康になること」を目的とする。その結果、いつのまにか病気が治っていることもあるし、治っていなくても病気と共存しながら心の折り合いをつけてより良く生きていければそれでいいと考える。そもそも、向かうべき目標が違うのだ。どちらがすぐれていて劣っている、という話ではなく、そもそもの目的が違う、ということだ。それは方法論の違いであり、考え方の違いである。

場や状況に応じて、柔軟に使い分ける必要がある。西洋医学のように「病気が治れば元気になる」と考え、部分としての「病気」に注意を向けるのか、伝統医療のように「元気になれば病気は治る」と考え、全体としての「元気」「調和」に注意を向けるのか。その違いなのだ。

## ◉「治る」と「治す」のプロセス

人の体を診る時に、「治す」という考え方と、「治る」という考え方がある。西洋医学は「治す」考えに比重を置いたものだ。治療者が「治す」発想であらゆる物事を考える。一方、生命が生きている以上、誰もが「自然治癒力」というものを持っており、この力によって体は勝手に「治る」。

芸術や文化は、こうした「治る」プロセスが起きやすい場や条件を整えていると私は考えている。どうしたら、人間がもともと持っている「自然治癒力」を引き出せるのか。その発端となるあらゆる営みは、人間を深い部分から癒す。

例えば、深い森にいると深呼吸したくなる、自然の中にいるとリフレッシュする、好きな人に会うと元気が出る。そういう生理的な身体感覚は「治る」プロセスを駆動するような、場そのものが持つ力が我々の体に影響を与えている。

「治す」と「治る」は、治療者と体を持つ本人自身との関係性の問題でもある。「治す」では治療者が主体となり、「治る」は自然治癒力を持つ本人が主体となる。「治す」と「治る」の関係性のバランスに応じて、医療の見方は多様であり得るのだ。

「治す」モデルは、西洋医学のように、因果関係が明確である時に有効だ。原因を特定し、それを取り除く治療が行われる。このモデルでは原因を発見する洞察力や、原因を除去する技術が問われることになるので、治療者が主役となるものである。

それに対して、「治る」モデルは、成長や成熟といった過程の中にこそある。不調の原因は明らかではないことが多いため、治療者がアドバイスをしたり温かく見守ることで、長期的に自己発見を繰り返しながら、自分自身が変化していくことで「治る」プロセスを経ていく。つまり、その主役となるのは自分自身、本人である。

古来、日本には「自然《じねん》」という言葉があった。漢字の通り「自《おのずか》ら然《しか》る」とは、本来的にそうであること、人為がないあるがままの在り方を指す言葉である。こうしたあるがままの「自然《じねん》」の在り方をあらゆる環境に見出していた日本人は、人と自然は一体のものであるという感覚が強かった。明治期に西洋語の「Nature」という言葉が入ってきた時、人間に対しての外界を「自《し》然《ぜん》」と翻訳し、もともとあった「自然《じねん》」という言葉を違う呼び方にすることで、西洋の「Nature」を理解したのだ。

「治る」モデルは、究極的には治療者が直接的に介在しない「自然《じねん》」という状態へと行き着くだろう。「自然《しぜん》」の中に身を置くとあるがままの「自然《じねん》」のプロセスが共鳴するように発動し、「治る」プロセスが起きる。こうしたプロセスを本来人間は持っているはずであるが、無理やり単一の原因にして因果論で説明しようとすると、実態から外れていってしまうことになる。

古代ギリシャにおける「アスクレピオス神殿」でのインキュベーション（「聖所」での眠りをこう呼んだ）も似たプロセスが本質にある。心身が気持ちいいと感じる場で眠り、夢を見る体験自体が癒しであると考えられた。その場に特定の治療者は存在せず、そうした場が聖地だとされた。そして聖地を守るために、神殿がつくられた。

「治す」主体は、ある意味では聖地の場そのものであり、聖なる場であるアスクレピオス神殿では、眠りというプロセスを経て自然に「治る」治癒現象が起きていた。そういう場では深い夢見の体験が起き、深いイメージ体験をする。

日本でも、長谷の観音信仰や、法隆寺内にある聖徳太子の夢殿《ゆめどの》などにも似た現象を見ることができる。『古事記』でも、天皇が夢で神託を得るための「神床《かむとこ》」が出てくる。第10代崇神《すじん》天皇が、神床で疫病に対する大物主大神《おおものぬしのおおかみ》の神託を得るのだ。

しかし、こうした夢見の儀式も、儀式自体を行う司祭や夢の解釈をする神官などが出現し、人間が介在することになる。そういう時に、人間が「治した」と考え始めると、神話性は薄れて人為的なものへ傾いていくだろう。

実際の医療現場では、この「治す」プロセスと「治る」プロセスとが、分かちがたく結びつきながら混在している。むしろ、それぞれのプロセスが分離しているとしたら、それこそが問題なのだ。それぞれのアプローチには利点も欠点もあるからこそ、互いに補い合い、協力し合うことが医療としても重要なのだ。

私たちは、この世界に生まれた以上、生老病死のプロセスから逃れることはできない。それは生命の変化や成熟のプロセスの一環であり、生命現象の前提条件として与えられたものでもある。

時には病のような状態を一時的に通過しながら、そうしたプロセスは止まることなく進行していく。生命は、生きている限り一瞬一瞬変化し続ける存在であるため、不調和と調和、混沌と秩序、破壊と創造……、そうした過程を日々繰り返しながら、「生きている」という全体的な状態を保ち続けているのだ。

伝統医療では、「健康」という状態を個人が決めて、そこへ向かって歩んでいくことが大事だ。だからこそ「健康」とはそれぞれの生き方次第で変わり得るものであって、正解はない。「健康とはこういう状態である」と確定して固定化したものですらない。人間は日々変化し続ける。そのため、健康という状態も日々変化する。

今日と昨日で体調が違うこともあるし、身体的な問題はなくても心は健康ではないかもしれないし、身体的な病気があってもその人にとって心身ともに健康であるといえることもある。

それは誰かに与えられて決められるものではなく、自分自身が決めるものなのだ。不自由になるためではなく、自由になるために。一日一日は常に新しく、一回性の日々として、同じ日は永遠に訪れることはない。それは体や心にとっても同じことだ。

それぞれが与えられた体や心の奥深くに息づいている「いのちの力」も含め、本来の自分自身のルーツからずれないように、バランスを取り続けながら生きていくことが、それぞれの「健康」を考える時に重要なのだ。

「健康」とは、何かしらの「答え」として存在しているのではなく、自分自身の体、心、魂、命と対話し続けるための「問い」として存在しているのだから。

## ◉アール・ブリュットの世界

「アール・ブリュット」という芸術分野がある。フランス語で「生《き》の芸術」を意味する言葉で、既存の美術や文化、流行とは違う文脈でつくられたアート作品のことを指す。発表を前提とせず、純粋に内的世界との対話の中で生み出された芸術のジャンルであり、美術史の中でどこに位置づけるのか、まだ定義が定まっていない。

障がいを持つ方や孤独に生きている方の作品から偶然発見された絵が始まりとなったジャンルだが、このアール・ブリュットと呼ばれる領域には、人間が生きることの本質や人間が芸術を生み出す母胎を考え直す大きな示唆を含んでいる。むしろ、自分自身を大切にするためには社会から距離を置かざるを得ず（強制的に社会から切り離されてしまった人もいるだろう）、だからこそ個人の感性を究極まで追求し続けてできあがっている世界なのではないかと考えている。

私はこの世界が大好きで、応援している。なぜならこのアール・ブリュットの世界では、芸術と医療とが分かちがたく接近していると強く感じることができるからだ。

彼らの作品は、あくまでも個人的で内的なイメージとの深い対話の結果であり、外側の世界や外部の評価に影響されず、相対的な価値づけから自由になった場所で生まれ落ちてきた作品群である。それは、見る者の魂をわしづかみにするような魅力にあふれている。

複雑に入り組んだ心の葛藤を抱えている人は、我々が到底覗くことができないような心の深い層を覗き込んでいるのだろう。そして、その状態に留まらざるを得なくなり、外的な世界とは深く隔たって生活している人もいる。そうした人たちが、現代の文明がつくり上げた人工的な社会において生活を送るのが難しいのも仕方がないことだ。というのも、アール・ブリュットのつくり手が接している世界は、まさに古代の世界であり、神話の世界であるように思うからだ。

人類が原始の自然の中で生きていた時代から、少しずつ少しずつ文明化して都市や社会を築いてきたとすれば、彼らは神話という物語のかたちでしか私たちが受け取ることができない原人間のような状態に留まっていて、そうした根源的な深いイメージとシンボルの世界を生きているといってもいいだろう。だからこそ、そうした心の深い層が露出するように日常を生きる人たちがつくり上げた創造物は、私たちの心を深い場所で強く揺さぶる。存在という土台を揺り動かされるような衝撃と体験がともなうのだ。

生命の進化の歴史において、現代人の心は複雑化せざるを得なかった。心の古層が表面に露出している人たちにとっては、現代のような表層の意識がつくり上げた文明化社会は生きづらくて仕方がないだろう。彼らがつくる作品は神話の世界を予感させるものであり、我々の深層意識に訴えかける。

アール・ブリュットの作品は、私たちが通常では間接的にしか接することのできない深い「たましい」の場所から直接生み出されている。深海のように心の深い場所から、立体的な生命の営みの一端を、アートや表現というかたちで我々に見せてくれる。

彼らがそうした深い層を経て創造行為に携わっている瞬間は、本人にとって、自分自身ですら見えない心の深い場所とコミュニケーションを取り、バランスを取るような行為として、極めて医療的な効果を持っているのではないだろうか。

内部に抱えている葛藤や矛盾、障がいや病気というものは、確かに辛いものだ。できることならば、そんなものはないほうがいいと誰もが思う。ただ、運命の中でそれはおのずからやってきて、避けることができないものでもある。先天的な病気もそうだ。生まれつき体に備わっているもので、避けることはできない。ただ、そうした障がいや病、欠落や欠損などと向き合うプロセスは、必ずしもマイナスのものばかりではない。そうした営みが新しい創造へと変換されると、人の心を否応なく動かし、感動させるほどの深みを含む作品が生まれたり、その生き方だけでも強い感化力と影響力を持つようになる。

一人ひとりに与えられた体や心は個別であり、異なっているからこそ、その共通性や普遍性を追究してきたのが科学の営みでもある。ただ、共通性からはみ出すものが必ずあり、それこそが個々人の個性でもある。

人間には自然と一致した側面もあるし、反自然的な側面もある。肯定的な感情もあるし否定的な感情もある。さまざまに矛盾したものが「ひとりの人間」の中にまとめられて、私たちは日々生きている。矛盾を多く含みながらも、「ひとりの人間」の器の中に収められた総体として生きているからこそ、人間は一人ひとり、魅力的でおもしろいのだ。オリジナルな人とは、さまざまなオリジン（起源、源泉、原点）と繋がって生きている人のことを指す。

アール・ブリュットは、芸術や人間の本質とは何か、今一度考えるための「問い」を我々に差し出してくれる。

本来、生き方や表現とは、ジャンル分けを拒む個別性の強いものだ。他の誰でもなくオリジナルな作品を生み出し、私の心を深く揺さぶり強い力で惹きつける表現者たちがいるが、どの人も明確なジャンル分けはできない。あくまでも個人として紹介するのが適切だ。一個人が発する言葉や生み出す作品に、どうしてこんなにも強い魅力を感じるのか、ひとりずつひも解きたい。

## ◉言葉と生きる人

岩崎航《わたる》さんという詩人がいる。彼は体が不自由な中で詩を紡いでいる。

岩崎さんは3歳で進行性の筋ジストロフィーを発症したため、現在は人工呼吸器にて呼吸の補助を行い、胃に直接栄養を注入し、生活のすべてに介助が必要な状態となっている。一日をベッドの上で過ごしながら、目の筋肉やかろうじて動く筋肉を使って、全身全霊で詩を紡いでいる。

彼の詩集『点滴ポール　生き抜くという旗印』（ナナロク社）のタイトルにあるように、彼は点滴ポールとともに生きることを余儀なくされているが、逆に、それこそが生き抜くという高らかな旗印のシンボルであると、勇気とユーモアを交えて宣言する。

この詩集の冒頭には、写真家の齋藤陽道《はるみち》さんが撮影した印象的な写真がある。岩崎さんの人工呼吸器にお父さんが触れている写真で、そのイメージがこの本の読者の意識の切り替えポイントになる。読者は、そこから作者の岩崎さんの視点と同じ視点になり、岩崎さんの視点で世界を観察する運命共同者になるのだ。

岩崎さんが見る日常の世界とは、ある時は家の天井であり、ある時は病院の天井であり、人工呼吸器の管しか見えない時もある。外に出る時は、空、空、空……だ。空は、宇宙の果てまで途切れなく繋がっている。

彼の詩を読むことでそうした外側に広がる世界から視点を反転させ、「コトバ」を生む母胎となった内的世界へと視点は移る。読み手は岩崎さんの精神世界へと入り込むのだ。そこには彼が感じた深い絶望もあるが、生きるための強い希望も入り交じっている。ユーモアもあるが、悲しみもある。その分離できない絡まった糸玉のような思いは、ひとことずつ詩的言語で解剖されるように分解され、再構築されていく。

岩崎さんの綴る言葉は重い。一文字を綴るのにも大変な労力がかかるため、私たちが普段何気なく発する言葉とは質や重さが違うように感じる。一文字を紡ぐために、選び抜かれ、厳選された言葉であり、苦労の末に深い内界から外界へと運び出された言葉は、読み手の心に深く食い込むようにズシンと重く響く。

しかしそれは質量としての重さではない。ましてやすぐに墜落してしまうような重さでもない。でもその言葉は我々の心の奥底までズシンと重く響きつつも、生や死を突き抜けた軽妙ささえ感じられるのだ。それは、〝粒子〟としての言葉に対する、〝波動〟としての言葉かもしれない。波は貫通力とともに、包み込む柔らかさも持っているのだ。

岩崎さんの詩。それは時には言葉にならない〝叫び〟のようなものだ。それは時には言葉にならない〝祈り〟のようなものだ。ひとつの定型として収めるために「詩」というフォーマットが仮に存在しているだけで、ここには叫びと祈りの複合体がある。

岩崎さんの詩を読んでいると、改めて自分の身を振り返る。自分は普段からここまで丁寧に言葉を選んでいるだろうか、自分は普段からここまで熱心にコミュニケーションしようとしているだろうか、と。

岩崎さんは、体が動かなくなり、一時は自殺を考えるほど精神的な危機に陥ったこともあるという。そうした深い悲しみから紡ぎ出される言葉は、彼自身の存在を支える力となり、放たれた言葉は、受け手にとってもどんな環境でも生き抜くことを支える力にもなる。

外的に体は動かなくても、内的な世界は果てしなく自由だ。光だけではなく闇も含めた心の深い層を否応なく覗かざるを得なかった人だからこそ、心の深いところから湧き起こってくる根源の「コトバ」を詩にしている。そこで紡ぎ出された言葉は、さまざまな悲しみや辛さや、それだけではない日常の楽しさや嬉しさも、そして生と死とが分かちがたく一体化したものとして、一塊となって出てくる言葉のように感じるのだ。

彼は、現代社会をこう指摘する。

## 貧しい発想

管をつけてまで
寝たきりになってまで
そこまでして生きていても
しかたがないだろ？
という貧しい発想を押しつけるのは
やめてくれないか
管をつけると
寝たきりになると

生きているのがすまないような
世の中こそが
重い病に罹《かか》っている

『点滴ポール　生き抜くという旗印』（ナナロク社）より

生命あるものは、調和のプロセスの中で病を経ることがある。人間と同じように、この世界も病ともいえる〝歪み〟を生じることがあるのだ。そうした社会の病を認識して、本来的な全体性を回復する方向へと、さまざまな力を結集させて向かっていく必要がある。どんな人にとっても自由に生きていける環境をつくっていけるはずだし、その前提としてお互いの世界を知る必要がある。

あまりに素晴らしい詩ばかりで、簡単に引用するのもはばかられるのだが、ぜひとも本を手にとって読んでいただきたいので、ごく一部だけ紹介したい。


授かった大切な命を、最後まで生き抜く。

そのなかで間断なく起こってくる悩みと闘いながら生き続けていく。

生きることは本来、うれしいことだ、たのしいことだ、こころ温かくつながっていくことだと、そう信じている。

闘い続けるのは、まさに「今」を人間らしく生きるためだ。

生き抜くという旗印は、一人一人が持っている。

僕は、僕のこの旗をなびかせていく。

＊　＊　＊

此の　戦場を

逃げ出すな
寝たきりを
言い訳にするな
今日の茅舎忌《ぼうしゃき》

安楽死という
スマートな
断筆より
泥臭くとも
今日を生き抜く
逃げても

*

*

*

逃げても
影は付いてくる
と
もう解っている

われてくだけて
さけてちるかも
実朝《さねとも》の歌に
想い、重ね合わせた
あの受容の葛藤

押し殺しても

＊

＊

＊

押し殺せない
ものがある
でも　それが
人間の証だ

考えても
考えても
意味はない
なら
生きろ

どんな人でも

＊

＊

＊

木石《ぼくせき》扱いするなかれ
みんなと同じです
在るんです
解るんです

自分で自分を
穢《けが》すな
小さくとも
確かな誇り
失うな

『点滴ポール 生き抜くという旗印』（ナナロク社）より

## ◉〝神話〟を撮る人

齋藤陽道さんという写真家がいる。岩崎航さんの詩集の写真を撮った人だ。

陽道さんは、耳が不自由だが、一緒にいるとそういう不都合さをまったく感じない。むしろ、そこに何か不都合さなんてあっただろうか？ と思えるほど、コミュニケーションが自然に行われるのだ。五感が機能していることと、コミュニケーションが取れることとは、まったく別次元のことなのだと、彼と話すたびに思う。

こちらの意思を伝えようとする時は、適当な紙を見つけ、ペンで文字を書いて伝える。彼も文字を書いて返事をする。授業中にひっそりメモで会話をしていた時のように、日常の水面下でコミュニケーションをしているようでおもしろい。大事なことは、常に小声でささやかれるように。

陽道さんと一緒にいると、こちらにも膨大なメモが残され、会話が文字の記憶として定着し残される。その紙には会話の体温のようなものが残されていて、自宅に戻っても捨てられない。時差をともなって、その会話が自分のもとへ里帰りするかのように再度訪れるのだ。リアルタイムで会話した時間と、自分の家で静かに反芻する時間が共振する。会話をしたという確かな印として、時間差をもって我が家に手紙が送られてくるかのように。

陽道さんの『神話1年目』という写真集は、それはそれは息をのむような美しい作品で、この世ならない空気が流れている写真だった。まさに、神話の時間が流れていた。この写真を生む母胎になっているのは、彼が結婚し、子どもが生まれたことだろう。子どもの誕生を「神話0年」として、ここから家族の神話をつくり上げていく、という強い意思を感じさせるものだ。家族が生まれることは、人生の主語が「わたし」から「わたしたち」に変わることでもあるからだ。

私たちの日常。そして、その底に流れている静かな時間。陽道さんの写真には常に静寂さが流れていて、日常の奥底に潜む神話的な時間を垣間見ることができる。

耳が不自由なことで大変なことも多かったはずだ。今、自分の耳が聞こえなくなることを考えてみても、その現実を受け入れるのに長い歳月が必要になることは想像に難くない。ただ、そうしたさまざまな葛藤を受け入れていく人生の経験を経て、彼が見ている風景への眼差しが「写真」という形で客観的に提示されると、誰もが見逃していて見たことがないような、それでいて誰もがなつかしみを感じるような、太古の神話的な時間や空間として、今この日常を再発見することができるのだ。

## ◉内的世界を表現する人

東田直樹《ひがしだなおき》さんという作家がいる。彼は自閉症だ。人と言葉を使って会話することができない。奇声や雄叫びのように聞こえる言葉が飛び出てくるので、初めて接する人は驚くし、どう接すればいいのかわからない。自閉症の人は、そのように他者とのコミュニケーションの通路が閉ざされているかのように見えるからだ。

ただ、東田さんの著作を読んで改めて気づかされるのは、自閉症の方を含め、何を考えているのかわからない、と思われていた人が、実はとてつもなく深く豊かな内面世界を持っている、という事実だ。

外側へと意識が向かいやすい現代社会の中で、病気や障がいのせいで内面へと意識を向けざるを得なかった人たちがいる。ただ、その豊かな世界をうまく表現する手段がないため、外側から見ているだけではその人の奥深くに潜む豊かな内的世界はわかりにくい。

そういう意味で、東田さんの存在は貴重だ。芸術や文学や詩というものは、そういう困難を乗り越えて突破しようとするコミュニケーションへの強い意思を基盤として、生まれてくるものなのかもしれない。誰もが持つ豊かな内的世界を、過不足なく表現する手段を求めるプロセスとして。それは結果的に「生きる」プロセスともなる。日々を創造的に生きる、ということと同じことだ。人は異なる一日一日が平等に与えられ、日々発見と創造を繰り返す。それはすなわち「生きる」ということであり、その中でもがきながら紡ぎ出すものが結果として芸術になり得るのだ。

言葉は、意識と無意識という異なる世界に橋を架ける存在だ。東田さんの中で異なる世界を結んだ橋は、読む人の内的世界にさえも、見えない橋を架けてくれる。

他の人から見れば、僕は言葉も通じない知的障害のある気の毒な子どもだったでしょう。でも、僕自身はかわいそうだと思われたかったわけでも、守られたかったわけでもありません。ただ、このひとりぼっちの洞窟のような世界から、どうやったら抜け出せるのか、教えてもらいたかっただけなのです。

＊　＊　＊

意味のない行動を繰り返すこだわりは、僕から自由を奪ってしまいます。奇声やひとり言も、自分が望んでやっているわけではありません。人を困らせてばかりいると思われていますが、実は、僕自身がいちばん困っていることを、一体誰が想像できるでしょう。

＊　＊　＊

自分が話せなかった頃、僕は透明人間のようでした。確かに生きてはいますが、僕という人間はこの世界のどこにも存在していなかったのです。今は、自分の思いを伝えることができて、とても幸せです。

僕は、どんな人も、内面というものをもっていると信じています。それを表現できるかどうかは、その人の努力だけでは、どうしようもないことなのだと思います。なぜなら、コミュニケーションがとれない人にとって、自分の気持ちを伝えるのは、大きな壁に穴を開けなければいけないくらい大変なことだからです。

＊　＊　＊

小さい頃の僕は、いつも迷子になっていました。（…）どこかに行きたかったわけではありません。道を見ると歩きたくなってしまうのです。それが、幸福への一本道であるかのように、僕は歩き続けてしまいます。
迷子になるのが、怖いと思ったこともありません。歩いていると、花や木や石ころが僕を応援してくれているかのように思え、うきうきした気分になれます。誰とも会話できませんが、自然はいつでも僕の味方でした。

『風になる——自閉症の僕が生きていく風景』（増補版）（ビッグイシュー日本）より

当事者の思いを尊重するということは大切だが、意外に難しいものだ。こちらの価値観や考え、思い込みを押しつけてしまうことがある。東田さんのような自閉症の方に限らず、すべての人に通じる普遍的なメッセージがここにある。

（…）一緒にいてくださる人は、僕の様子を観察したり、少しの言動に反応したりしてくれます。きっと、僕といると疲れるだろうと思います。その人は、別れた後も自分のとった行動と僕の表情などを思い出し（あれはよかった、あそこは悪かったなど）反省会をしているかもしれません。そんなに考えてくださって、とてもありがたいのですが、一緒にいてくださった人が疲れるのと同じくらい、実は僕も疲れているのです。

僕は確かに障害者で、一人でできることは限られているでしょう。普通の人たちの中にいた場合、常に心配してくださる気持ちもありがたいです。でも、僕がいちばん望んでいるのは、みんなと同じ時間を共有することなのです。ありのままの僕を受け入れてくれるみんなも、ありのままの自分であってほしいと願っています。特別に僕を気づかうことなく、隣にいて、同じ場所で生きている幸せを実感してください。これは、もちろん僕を無視することとは違います。

自然体でいることは、相手の人格を受け入れ、認めてくれることだと思うのです。しかし、そのことが意外に難しいということに、僕は気づきました。

＊　＊　＊

（…）僕の気持ちを代弁したものだと勝手に断定されると、間違っていた場合、悲しい気持ちになります。

「私は、君がこう考えていると思っているよ」と言ってほしいのです。自分の想像は外れているかもしれないけれど、一所懸命に考えた結果がこれだと言ってもらえると、納得します。僕は話せないし、表情や態度でも表現できないのだから、気持ちをわかってもらえないのは仕方ありません。

いちばん嫌なのが、わからないからといって、見た目の行動だけで気持ちまで決めつけられることです。答えられなくても、尋ねてくれたらいいのにと、思います。そうしてもらえれば、その人が僕を大切に思ってくれていると伝わるからです。

『風になる——自閉症の僕が生きていく風景』（増補版）（ビッグイシュー日本）より

---

接したことがない人に出会うと、どう接すればいいか戸惑う。こちらの反応も過剰になり、何か普段とは違うぎこちないものになってしまう。でも、そういう時だからこそ、普段接している親しい人、心を許せる人と接している時と同じような自然な態度で接することが大事なのだろう。多様な人との出会いこそが、お互いを成長させていくのだ。

東田さんは、自分の内的世界を表現することができずに長くもがいていた。しかし今は、思いを深く沈殿させて、長い時間をかけて発酵させて、思いを文字に変換させて表現することで、初めて彼自身の内的世界は適切な言葉をもって顕現してくる。

コミュニケーションがうまく取れずに誤解を受け続けているからこそ、コミュニケーションの本質をより深く考え抜いている。コミュニケーションの本質について、切実に困って困って困り続けた果てに言葉の表現の世界にたどり着いた東田さんという存在から、学ぶことは多い。

自閉症と呼ばれる精神世界の中で、社会的な対人関係がなかなかうまくいかずに困っている人も多いだろう。ただ、そういう状況だからこそ、自分の中の深いところと対峙し、対話をし続け、その母胎から深い心の層を通過した普遍的な言葉が生まれてくる。

彼が詩や文章を紡ぎ出すまでは、このような内的な精神活動をしているとは気づかれるわけもなく、ただ変な子だ、よくわからない子だと思われていた。実際には見事な文章で表現することができるほど、豊かで深い言葉の世界を静かに人知れず育んでいたのだ。

東田さんにとってはこうして表現することこそが医療的な効果も生むだろう。それは今の状態が劇的に改善するとか、障がいが消えてなくなるという意味ではなく、誤解されて傷ついた自分自身の全体性を取り戻すために。

他の誰かが刻んだ詩や文章を読んだだけで、心へと深く作用するエネルギーが内在していることを感じるのは実に不思議なことだが、深い場所で何かがやり取りされていることの一端を、感動として感じているのに違いない。

## ◉命がけで日々を生きる人

坂口恭平という多面体の芸術家がいる。彼は高校時代の同窓生だ。彼はジャンル分けを拒むようにあらゆる領域を横断する。建てない建築家、作家、音楽家、画家、噺家、DJ……。同時に、「躁《そう》鬱病」という病を抱えながら生きるひとりの青年でもある。

人間には誰にでも明るい面（光・ポジティブ）と暗い面（影・ネガティブ）がある。躁鬱病では、このふたつの状態が急速に行ったり来たりして、脳の中で高速な振り子運動が繰り返される。生命エネルギーの放射・放出と、生命エネルギーの鬱滞《うったい》・停滞との予測不能の繰り返し。そんな高速振動に体がついていかないこともあるし、周囲の人間も振り回されてついていけないことがある。そのため、病院では「病」とされる状態だ。

躁状態での脳は、スーパーコンピュータのようにCPUが超高速で動き続けて止まることを知らないため、脳内にもいろんなイメージやコンセプトが序列なく差別なくあふれ出す。そのあふれ出る濁流は、自分自身や周囲までも飲み込まれてしまうことがあるほど過剰なものだ。

人は、いろいろな苦難を体験すると心身は変容を起こす。変化には「みずから」起こすものと「おのずから」起きるものがある。「みずから」心身の変容を起こすものは、概して自我の枠内で考えているものが多く、根本的には何も変わらない。目先の利益と自己の保身を考えただけの矮小なものになってしまう場合が多い。それに対して、「おのずから」心身の変容が起きる場合は、一般的に苦難や苦労として体験することが多く、誰もが進んで体験したいとは思えないものだ。だからこそ自分の枠内を大きく超えた本質的な変容が起きてしまう。

坂口くんの調子がいい時に直接話をしていて感じることは、「抑圧」という心理状態が普通の人に比べてかなり少ないということだ。自分が感じたことを感じたままに、自分が思ったことを思ったままに、意識の下（無意識）へと押し込まずに、そのまま表に出す。それは創造の源ともなっているが、同時に悩み（病）の源にもなっている。それはいいや悪いという善悪の基準で測れるものではない。人間の宿命や天命のようなものだ。

この現実世界で生きていると、いろいろな困難や障害に出会う。外的な辛い現実を受け入れるため、私たちの中には自我が生まれてくる。自我という砦は、日常をサバイバルして生きていくために必要なものでもあるが、「自我(Ego)」が過剰に肥大化した「エゴイズム」では、独りよがりになり孤立する場合もある。そのバランス感覚には注意が必要だ。

自我は、思い通りにならないこの人生を調整するために生まれてくる。辛い現実に直面した時、あの手この手を使って意識と無意識の間でさまざまな調整をしている。そんな自我の作業は無意識で行われるので、ほとんどの人はその存在に気づきもしない。自分の中に自我というシステムが静かにできあがっていく背景には、思い通りにならないことを受け入れなければならない、人間そのものが持つ根源的な苦しみや悲しみが内蔵されているようだ。そんな受け入れがたい「現実」に適応していく一時的な解決策として抑圧がある。抑圧により、本当に思ったり感じたりしていることを意識の下へと抑え込み、意識世界から一時的に見えなくすることで、考えなくて（意識しないで）済むようにする。うまく立ち回ることを優先させる時、そういう非常手段が取られるのだ。

坂口くんは、うまく世渡りをするための現実対応システムとしての自我が多くの人と異なっている。感じたことを抑圧しないし、自我の境界が自分の物理的な体を越えて拡張したり収縮したりする。周囲から受け取る情報も、自我という緩衝剤を経ずに、他者がつくったフィルターも介さずに、ダイレクトに受け取り続け、社会の情報量に疲労する。彼は、自我で制御できない躁鬱の自分自身を「治す」という治療的な概念を放棄し、暴れ馬を乗りこなすようにしてその爆発的なエネルギーを利用しながら、創造へとかたちを変えて生きていくことを決めたのだろう。そのプロセスが彼の「人生」という芸術作品になっている。もがきながら独自に生み出したサバイバル技術としての自我は少数派のため、いろいろな困難も立ちはだかる。社会の中では浮いて目立つこともあるだろうし、時には言われのない差別を受けることもあるだろう。

ただ、抑圧の少なさがいい方向へと反転する場合もある。この世に存在するあふれんばかりの豊饒なイメージも、自分にとって有用か無用かなどの判断で抑圧されずに、浅い意識状態にプカプカと浮かんでいるようなものだからだ。常にあらゆるイメージが手元にあり瞬間的に利用可能な状態にある（もちろん、逆に言えばイメージの洪水に混乱することもあるはずだ）。そんなあふれる流動的なイメージを、独自の配列で並び替えたり、空間に配置したり、三次元、四次元と多次元的に造形していくと、それはすでに芸術となっている。彼にとって芸術は、この現実と異なる次元や層を創造し、人生を豊かにするサバイバル技術でもあるのだと思う。そういう人は何をしようとも常に詩人だ。人生や存在そのもののすべてが詩のように感じられる。

抑圧をしない（できない）からこそ、人間の生命エネルギーがそのまま外部に放射されることもあり、それは躁状態となる。生命エネルギーが内部で停滞してしまうと、それは鬱状態となる。抑圧をしない（できない）からこそ、この世界を恐るべき幅と精度を持って知覚し続け、あらゆる事象をノンストップでダイレクトに受信し続け、返す刀でこの世界に表現し行動し続けているのだ。

彼はまた、意識水準が普通の人よりも低い。つまり、普通の人だと眠りに落ちてしまい夢を見ているような意識水準の時に、彼は起き続けていて、夢を現実世界として生きているような状態だ。それは普通の人には想像できない世界だろう。夢自体、多くの人は記憶していないし、夢という謎に満ちた世界はいまだ解明されていないのだから。ただ、そうした夢の世界で生き続けていることにこそ、人間の創造や創作の秘密があり、芸術の秘密がある。

坂口くんは夢見の状態で日々生きていて、「無」から混沌を経て「有」が生まれていく瞬間瞬間に立ち会いながら生きている。そこで正気を保つには創造し続けるしかないのだ。創造の手段は、時には文字や文章であるが、音楽や絵画や詩や踊りや、状況次第であらゆるものに変化する。

彼は自殺者をゼロにしたいと素直に考え、「いのっちの電話」という試みをたったひとりでやり続けている。携帯電話の番号も公開し、切迫した人たちの電話相談を無償で引き受けている。私も医師として急患時や緊急治療の要請に迅速に対応できるよう、連絡が常に取れる緊張感のある状態で生活しているので、彼がやっている途方もない営みには本当に頭が下がるし、心から尊敬する。

人は成長のプロセスの中で、愛を受け取る側から、いずれ愛を与える側にまわる時期がくる。「愛」は、自分の中でこもらせているだけだと、いい方向に活用できない。坂口くんの孤高な生き方は、アートも音楽も表現すべてを突き抜けて越えて行き、「生きる」という行為にすべてが結実している。愛を放射して生きる聖者のように。

死にたくなる状態と生きようと思う状態とを往復しながら、その振り子のエネルギーを生きる力に変え、必死で日々を生きている姿に、勇気をもらっている人は多いだろう。私もそのひとりだ。

坂口くんは、意味と無意味とを大きく包み込みながら、赤ん坊のように日々を懸命に命がけで生きている。だからこそ目が離せないし、魅力的なのだ。

## ◉生き方で芸術を体現した人

岡本太郎（1911〜1996年）という画家がいる。彼の画家としてのキャリアよりも、特異なキャラクターや激しく美しい文章で知っている人も多いだろう。岡本太郎は、真剣に芸術の未来を考えながら、それを体現して芸術を生き抜いた人だ。

彼が描いた絵は、売りに出されることはなく、ほとんどすべてを本人が持っていた。それは、絵を売ってしまうことで、一部の人が見るものとして限定されることを強く拒んだからだ。だからこそ、公共の場所に触ってもいいオブジェを数多くつくり、椅子やコップなど、どんな生活の中にもあるありふれた日用品を数多く制作し、私たちの生活に送り込んだ。それは、生活や生きることと芸術とを分けたくない、という強い意志表明だったのだろう。芸術や美術を、特殊な趣味を持つ人たちが特殊な場所で見るような、特殊な矮小なものにしたくないと思っていた。彼は美術館よりも百貨店の展示場など、生活感をともなった人たちが何気なく行き交うような場所でこそ絵を見せることを好んでいた。美術館で作品が傷つけられた時、関係者がガラスで覆って展示しようとしたが、「傷がつけば自分が直してやるから、そのままでいいんだ」と強く主張し、ガラスなどの境界で絵と空間とが分断されることを強く拒んだ。

人々が生活し、生きる、という何気ない行為と連続した営みとして芸術を真剣に考えていたからこそ、沖縄という土地が持つ文化の深さや美しさを再発見し、縄文土器が持つ炎がのたうち回るような造形の生々しい美しさをこそ、再発見した。

---

「人間生命の、ぎりぎりの美しさ。
いかなる自然よりもはるかに逞しく、新鮮に、自然である」
『岡本太郎　神秘』（二玄社）より

「つまり絵を描くということは、たくましい本能の欲求であり、生命の喜び、

「知的活動として、だれでもが身のうちに持っているものです」

『今日の芸術　時代を創造するものは誰か』（光文社）より

人は、生きているだけで巨大なエネルギーを潜在的に持っている。ただ、多くの人はそうした生きるエネルギーをうまく取り出せないでいる。内部で流動する「いのち」のエネルギーは、適切な水路がつくられないと同じ場所を環流したり鬱滞したりして、その潜在的な力をうまく取り出せないが、適切な水路がつくられると、乾いた土地が豊かな土壌へと一夜にして変化するように、必要に応じて泉から水を汲むように取り出せるようになる。その時、あまり注目していなかった未知の自分が花開いてくる。そうした自分の「いのち」の内部の水路をつくるのが、芸術であると彼は考えていた。そして、生きること、生活すること、絵を描くこと、表現すること、創造することを、分離や分断をせず、一体として生きた。偏見を捨て、自分自身の檻から自由になること、自分を強く疑い、同時に強く信じること、そういうことを体現して熱く生きた。いかに人間らしく生きるかということを、自分自身を実験台として探求しながら生きた。存在を宇宙全体に開き続けながら生きた。

彼は失った人間の全体性を取り戻そうと、自分の生き方として体現しながら、人生そのものを表現として生き抜いた人だった。多くの人に岡本太郎という人が強く刻印されているのは、岡本太郎が素手で私たちの魂を強くひっかくように生きた紛れもない痕跡なのだろう。私は岡本太郎の生き方を尊敬している。だからこそ、彼が求めていたものこそを、ともに探し続けたい。

## ◉生と死を受け継ぐ人

宇多田ヒカルという歌手がいる。

彼女の『Fantôme』というアルバムは本当に感動的なものだった。外側へと意識が向きやすい日常の中で、音楽を聴く時間は、内側へと意識が向かう大切な時間だ。音楽や文学は、つくり手と自分とが、すべての障壁を越えて、一対一の濃密な対話をすることができる。

「Fantôme」とはフランス語で「幻」や「気配」を意味する言葉だ。宇多田さんが「Fantôme」としか表現できなかったものは何なのだろうか。アルバムを繰り返し聴いていると、そこに「いのち」が重なり合って響き合っていることを感じた。

宇多田さんが『HEART STATION』（２００８年）から『Fantôme』（２０１６年）の発売まで、８年の歳月を必要としたのは、彼女の長い喪が明けたのだと思った。その期間の間には、母の死があり、東北の震災もあった。生者が死者からのトーチを受け取る時、表面ではわからなくとも、深層では喪に服すプロセスが進行している。死を生の器の中で受け取るためには、相応の時が必要だからだ。

私は医師として、生や死に接することが多く、そうした生と死との関係性のことを日々考え続けている。幼少時に病弱だったことも、死への感受性を育む土台になっているだろう。

ふと思い出すことは、自分に関わったすべての人のおかげで自分の命が繋がっている、ということだ。なぜなら、どの人も例外なく、誰もが圧倒的な弱者としてこの世に生まれ落ちてきたのだから。愛の力が命の深層を支えている。誰かの愛を受け取って、生まれ、成長してきたことは、同じように誰かに愛を無条件に与え、別の立場に回ることでしか再度学ぶことはできない。

そうして支えられ、繋げられた「いのち」は光のようなものだと思う。

目に見える物質は、同じ場所に同時に存在することができない。身の回りを見渡しても、すべての物は同じ場所に重なることができないため、上に積み上げたり横に並べたりしているはずだ。ある空間には、物質はひとつしか存在することができない。

だが、光は同じ場所に存在できる。太陽光も炎の光も蛍光灯の光もパソコン画面から発される光も、すべては同じ場所で重なり合うことができる。光は無数に重なることができるし、重なれば重なるほど明るく輝くのだ。音もそうだ。波動の世界は、目に見える物質世界とはまったく異なる性質を持っている。この世界を支える粒子は、波動的な側面と粒子的な側面を同時に併せ持っている、というこの世界の基礎的な原理のことを量子力学は発見した。

病弱だった幼少期から、子どもなりに真剣に命のことを考えていた。その時から感じているのは、命はなくなったように見えても、光のように同じ場所に存在し重なり合っていて、受け取れば受け取るほど、光が重なり合うように明るく輝くのだ、ということだ。

現在という瞬間は、膨大な時の流れの上に存在していて、遥かな未来へも繋がっている。歴史とはすべて死者の物語である。歴史を受け取るということは、声にならない死者の思いを、生きている者や生き残っている者がしっかりと受け取り、次の世代へ再度バトンを渡していくことだ。

木の在り方は、そうした生と死の深い関係を教えてくれる。

木は植物に分類されるが、植物も生命のひとつの形態だ。約20億年前に、動物世界と植物世界とは同じ生物から大きく二方向に分かれた。光合成を行う葉緑体を持つ微生物と共生したか、しなかったか、というほんのわずかな違いで。

動物の細胞と異なり、植物の細胞は「細胞壁」という固い壁で囲まれている。無数の植物細胞から構成される木の中心の幹は時の経過とともに年輪を刻み、木の構造を支えているが、木を支える幹は死んだ植物細胞が残った集合体なのだ。役目を終えた植物細胞は、死んだまま幹に残る。細胞壁が固いため、死を迎えた細胞は骨格として木の全体を支えているのだ。

木の表面に少数の生きた植物細胞が存在し、分裂し増殖し続けることで木は少しずつ年輪を大きくしながら生きている。表面の植物細胞も、役割を終えるとリレーのようにバトンを渡し、幹となり内側から木の全体を支える。こうした死と生との巧妙な二重構造の中で、一本の木という全体の生命が生きている。

木を見るたびに、こうした木の在り方は人間でも同じだろうと思うのだ。この世のすべてのものは、過去から託されたものであり、中心を死者が支えている。生きている人が歴史を受け継ぎ、今生きているすべての人も、時が来ればいずれ死者となり、生者を中心から芯として支える役割に回る。

気づこうとも気づくまいとも、命はそうして死に支えられ受け継がれてきた。死をしっかり受け取った時、死と生は光として重なり合い、生はさらに深みと厚みを増し、成熟する。

宇多田さんが『Fantôme』の1曲目である「道」を歌う姿を見た時、母親の命が光として受け渡され、重なり合っているのを感じた。

芸術や音楽は、深い悲しみを別のかたちへと変容させる秘儀のようなものだ。故人の思いを受け取りながら、さらに次の「いのち」へ伝えていくために。音楽を聴いて自分の魂が震えるのを感じた時、自分の深い場所で起きているプロセスは「気配（Fantôme）」としてのみ感じることができる。何かが渡され、受け取った。それこそが「いのち」の光源なのだ。

## ◉暮らしの中の美を愛した人

河井寛次郎（1890〜1966年）という陶芸家がいる。柳宗悦《やなぎむねよし》、濱田庄司らとともに民藝運動を創始した人物のひとりだ。

「民藝」とは、生活や暮らしの中に「美」を見出していく心の在り方のことをいう。日々の暮らしに美を発見し、目には見えない心の活動を民具や道具や生活用具の中に転写し、美として表現することで受け渡してきたのだ。

河井寛次郎だけではなく、名前を残さず次世代に美を渡し続けた無名の人たちが大勢いる。個としての名を残さないことを美徳とし、個別の名前よりも美しい暮らしの道具として命を受け渡してきた。

西洋哲学においては「真善美」が探求するテーゼとして挙げられるが、真善美は日本では「きれい」というひとことに集約されていた。真でないものは「きれい」ではなく、善からぬものは「きれい」ではない。美しいものは

「きれい」なのだ。日本語の「きれい」という言葉の中に、真理も、倫理も、美意識も が込められている。

民藝の本質は「すべての人が美の生産者である」ということだ。ものの美しさとは、お金を払って消費するものではない。暮らしの中で誰もが美を生産する者として、美に関与していけるということが重要なのだ。

「衣食住」は、着る衣服のこと、いただく食事のこと、生活をする住環境のことを指すが、そうした暮らしで使う衣服や農具、毎日行う食の営み、日々を暮らす住まいの空間、そうした中に美を発見し創造する。暮らしの中で、空間に一輪の花を生けること、花を生ける花器に自分で手を加えること、古布や着物などの織物の精神性を再発見すること、美しい食器で食事をすること、そうしたさまざまな局面で暮らしを豊かにしていくことができる。私たちがそうした暮らしや心、美の本質をこそ過去から受け継ぐべきだと、ものという存在を介して伝えているのが民藝運動でもあるのだ。

「自分は過去を無限の過去を生きて來た
自分は未來を無限の未來を見るものだ」

「美しいものしかない
みにくいものはまよひ」

「此世このまま　大調和」

『いのちの窓』（東方出版）ほか

これらは河井寛次郎が残した言葉だ。暮らしの中で、永遠性を発見し、美を発見し、自然や宇宙の調和を発見すること。河井寛次郎は日々を発見と驚きの目で見ること、日々を新しい人として生きていくことをあらゆる表現で気づかせてくれる。

河井寛次郎は陶芸だけでなく、書やデザインなどあらゆる領域でその足跡を残しているが、そうした美しい暮らしをあたりまえに繰り返していくことは、誰もが潜在的に持っている芸術家という精神の芽を掘り起こすことに繋がっているように思う。それは心や体が揺るぎなく安定化することにも繋がるのだろう。

私は、こうした芸術活動を内的なイメージ世界と外的なイメージ世界とがぶつかった、波打ち際のようなものとして捉えている。

その一瞬一瞬に垣間見える接点が入り口となり、初めてアクセスできる通路や場所というものがある。そして、そこに到達できた時、そこから生み出されるものに、私たちは共鳴する。人は誰もが、自分自身を表現する芸術家であり、自分自身を治療する医療者であり、日々をつくり発見し続ける人生の創造者であり、その総体こそが人生なのである。

人は、生きることがすでに表現だ。絵や写真や音楽などの形式に落とし込むだけが表現なのではない。生きること、人生は、すでに「いのち」の軌跡としての表現なのだ。

　ここに挙げた方々は、ごく一部だ。相手を深く知ること、相手に深く共感すること、そして自分自身を深く知ること、自分自身と深く対話をすること。命の表現は、自分や友人や家族を含めた、どんな人の生き方からも発見することができるだろう。

## ◉「道《どう》」がもたらす人間の智慧

　医療に携わる立場として日々思うことは、本来人の体は競い、争うために酷使するものではなく、体や生命の全体性や調和の在り方に感動し、感謝しながら、与えられたものを大切に使うものだと思う。

そもそも現代スポーツの過激なトレーニングは、いかに体を疲れさせて筋肉を肥大させるか、という無理な体の使い方をしていることが多い。医学的、生理学的に見れば、体を壊そうとしているようなものだ。

そうした体の運用法では、ちょっとしたバランスを崩すと大怪我をする。体の気持ちになって考えてみると、怪我をすることで体がブレーキをかけているともいえる。だからこそ、怪我をきっかけに、体の使い方が不適切なのではないかと立ち止まって考える必要がある。意識的に体を筋肉で制御することは、若い時には多少の無理が利くが、老いという自然なプロセスの中では、そうした体の使い方では必ず限界が来る。

一方、日本の古の世界では、いかに体を疲れさせずに使うか、という身体技法こそが大切にされていた。それは伝統芸能や「道」の世界における身体技法としてその智慧が今に残っている。骨格や骨組みを正しく、無理なく自然な流れで運用していくことが求められ（骨＝コツを掴《つか》む）、筋肉は骨を補助するために最小限の使用に留めながら使うことになる。だからこそ筋肉の肥大と体の動きの質とはあまり関係がない。若さや力よりも、経験や技こそが大切になり、体といかに和《わ》するか、という技術と経験こそが重要になる。

医療の本質は体や心に対する叡智の蓄積である。そうした視点で過去の日本の医療を考えてみると、あらゆる伝統芸能や「道」の世界の中に、型や所作として体に関する深い叡智が静かに保存され、受け継がれてきたのではないだろうか。それは体によって伝えられてきた「身体言語」なのだ。頭で伝わる文書や文字は時に改ざんされることもあるが、身体言語ではもとの意味がそのまま伝えられる。

伝統に残る古の体の使い方は、いかに体を疲れさせずに動かすか、最小限の力でゆっくり、体を愛でながら動かすことに特徴があった。

だからこそ、伝統芸能や「道」の世界では、歳をとればとるほど質が高まり、体の動きは深みを増していく。こうした伝統的な体の運用技術は、歳を重ねることでその奥深さを学ぶことができるだろう。

「道」は、日本に数多く残っており、芸道としての茶道、香道、書道、華道があり、古武道や武道としての柔道、剣道、弓道、空手道、合気道がある。「道」の本質を共有する伝統的なものとして、相撲、少林寺拳法、薙刀《なぎなた》があり、能楽、狂言、歌舞伎、人形浄瑠璃があり、日本舞踊、神楽、田楽、猿楽がある。雅楽（謡物、歌舞、管弦、舞楽）や邦楽（箏曲、琵琶曲、胡弓楽、尺八、三味線）、浄瑠璃節や長唄、民謡、島唄などの音楽にも、現代とは質の異なった身体技法が多数残っている。他にも数え切れないほど、多くの分野で残っていることだろう。

「道」の世界では、身体技法だけでなく、「礼に始まり礼に終わる」といわれるように、礼儀作法や相手を尊重すること、そうした自分自身の心の成長も分かちがたく一体化されているからこそ、「道」として体系化されている。「道」

の体系の中から呼吸法や瞑想法などの一部を抜粋して活用することもできるが、本来的には部分に分割されない全体性の表現として、受け継がれ、受け渡されてきた。「道」の世界では、部分ではなく全体を大切にしているからこそ、自分自身の成長や人生を探求する「道」でもあるのだ。心を安定させることが体を安定させることに繋がり、体を安定させることが心を安定させることに繋がる、というような「心身一如《しんしんいちにょ》」の世界が前提として考えられている。だからこそ、「道」の世界や、体を介した美や芸術・芸能の世界は、医療になり得るのだ。

最終目標は相手に勝つことではなく、偽りの自分自身に勝つことであり、競う対象も過去の自分自身である。相手と和するように、自分と和していくことが「道」の世界では求められるのだ。

例えば、華道の世界を考えてみよう。花や植物は身の周りにあふれている。あまりに慣れ過ぎているとあえて目を留めることすら少なくなる。だからこそ、そうした身近にある日常的な花や植物とまっさらな目でもう一度出会い直す。そして、植物との新たな出会いを入り口として、自分と植物との関係性を所作や振る舞いという体の「型」にまで落とし込み、その行為が自然や宇宙の原理とも分かちがたく「道」として繋がっていく。自分自身の成長の道であり、自然と繋がる道として。身の周りのありふれた素材から始めて、そこで得られる洞察を自然や宇宙の原理と一致したものにまで高めていくことが、「道」で求められる本質である。自然と人間とは分かちがたく繋がっていることを再度確かめ合うように。

茶道でも「お茶を飲む」という単純な動作を入り口として、客人を尊重してもてなす、という対人関係の配慮であったり、茶室という空間全体や四季の移り変わりへの気配りまでも包含して、茶道の世界は高められている。

人間の脳は休むことなく、常に動き常に考え続けてしまうのが人間の性《さが》だが、そのことが体にも心にもいろいろな副作用を生むこともある。だからこそ、静かにくつろぐこと、ゆっくりとした時間をともに過ごすこと、美術品や四季の移り変わりをゆっくり楽しむ時間をつくること、そうした人間の生命を内側から支える植物性臓器が共鳴するような時間を通して、「いのち」の声を聴く時間をつくるのだ。

華道でも茶道でも、呼吸をゆっくり深くしないと体の動きは粗雑になるし、日常の意識から解き放たれないと、花やお茶や空間とまっさらな状態で対峙できない。自分の「いのち」の声に導かれるようにして心身を調和的に整えていくことは、医療が目指す方向とも同じだろう。

禅でも語られるように、月をさす指を見るのではなく、指が向いた先の月そのものを見ることが重要だ。医療も「道」や芸術の世界でも、それらの指ではなく指がさし示す先を見れば、きっと同じものを見ているのだろうと私は思っている。

## ◉人間という美

人間は美しい。

人の体をよく見てほしい。肌は柔らかく私たちを包み込んでいる。皮膚は外側と自分という存在とを隔てる境界でありながら、外側と触れ合う接点でもある。皮膚による境界は、時には他者と壁をつくって分離することで自立や独立を果たすが、時には他者と繋がって調和や友愛を育む。人体を覆う皮膚のすべては曲線で構成され、その立体的な形は複雑でありながらシンプルさをも感じさせてくれる。皮膚で覆われたその中には生命が息づく内臓の世界がある。内臓の世界は植物性臓器と呼ばれるように、ほぼ意識下で粛々と生命活動を続けている。多くの人は植物性臓器の実態を肉眼で見ることなく、一生を過ごす。

人の心をよく見てほしい。私たちは何も知らない状態で生まれてきた。どうやって母体から出るのか、誰にも教わらないまま、勇気をもって命がけで生まれてきた。

心は何もないようで、同時にすべては充実して満ち足りているようにも見える。心はゼロから一つひとつ学習しているようにも見えるし、心はすべてを知っている完全な状態から一つひとつ忘れていっているようにも見える。心は感情を覚え、情緒を覚え、喜んだり不快な思いをし、嬉しさを感じ、悲しさを感じ、絶望を感じ、希望を感じる。自分は万能だと錯覚し、無能だと途方に暮れる。言葉を学習し、言葉に縛られる。美を発見し、美を創造する。心はあらゆる矛盾を体験しながらも、ひとつの器の中に入れていく。同じ場所に入らないものは、上層から下層まで、表層から深層まで、いろいろな層にしまい込むことで、心の中に同居させる。

人の命をよく見てほしい。生まれた時にいつのまにか与えられ、寿命がやってくるまで、命は働き続ける。辛い時も、絶望する時も、悲しい時も、命は火を灯し続け、生き続ける。

いい人も悪い人も、聖人君子も罪人《つみびと》も、すべて命を持っている。胎児も、赤ちゃんも、子どもも、大人も、お年寄りも、死に行く人も、命を持っている。生きることだけを目的として、命は奥深くで活動して生き続けている。ひとりの人間が生きている時、人間を構成しているすべての細胞も、体の中にすんでいる腸内細菌も生きている。

命は、死を迎えた時にどこかへ放たれるが、必ずどこかで生きているものが受け取り、「いのち」の本質を受け渡し続けている。

人間は食によって個体の命を維持し、あらゆる命を分かち合いながら、生きている。また、性によって種の命を維持するが、性の営みによって過去にも未来にもまったく同じものはない命が創造されて、生きていく。

人間は、こうしたあらゆる多様なものが同居して生きている存在なのだ。人間は、ただ生きているだけでも、あらゆる要素が響き合い、影響し合って生きている。あらゆる矛盾も、あらゆる対立物も、ひとりの人間の中に包み込まれている。時が流れていくと、人間の生きる営みが人生という創造物になる。生命、人生、生活はすべて「Life（ライフ）」というひとつの言葉に集約されていく。「いのち」もさまざまな意味を含み包み込んでいる。

医療とは、人間の全体性を取り戻すものだ。芸術も、人間の全体性を取り戻すものだ。そして、体も心も命も、秘された全体性をもって生きているものだ。

私たちの社会は、表面にある違いを強調させて互いを分離させていくことよりも、深層にある共通性を発見して、互いの関係性を結ぶことこそが求められている。

誰もが体を持っている。誰もが心を持っている。誰もが命を持っている。すべての人は個別に違うものだが、人種や宗教や思想や文化の違いを越えて、体や心や命には共通の原理が働いている。だからこそ、人々は芸術を必要としたし、医療を必要とした。そうした共通原理の場に立って対話を続けていくことこそが、今強く求められている。人々は、生命は、ある共通の土台に立っているのだから。

私たちは、そうした命の原点に戻る必要がある。どんな人も命を与えられ、命がけでこの世に生まれてきた。その原初の勇気を思い出すことで、本当に大切なことがわかるはずだ。

人はひとりでは生きていけない。赤ちゃんの時はもちろんそうだし、子どもも、大人、お年寄り、それぞれの生活状況に応じて、あらゆる人たちと関係性を結びながら、こうして生き続けてきた。生きているだけで、生き残ってきたということでもある。そのことは忘れやすいことだが、医療に携わっている自分にとっては極めて重要なことだ。いろいろな事情のために生きることを続けることができなかった人たちの思いを受け継いで、「いのち」が光のように何重にも重なり合いながら、生きとし生きるものは、生きているのだ。

ひとりの人間の存在は、それぞれの関係性の中で大きな意味を持っている。人は、そうして他者に発見されることを待っているし、自分自身に発見されることを待っている。しびれをきらして待ち続けている。時間はたっぷりあるようで、そんなに多くはない。人生は常に本番だ。舞台の主役はあなたで、脚本も配役もあなた自身が鍵を握っている。そして、多くの人たちが（そして60兆個の細胞たちも）その舞台を支えている。幕はすでに開いているのだ。

# おわりに

現代は、外向きの社会的な自分と、「いのち」を司る内なる自分とが分断されようとしている時代だ。多くの人は、外の世界に向けた自分をコントロールすることに明け暮れている。テクノロジーが情報化社会をつくり、そうした動きを後押しした。社会の構造も、人間関係もそうだ。外なる世界を強固につくり上げればつくり上げるほど、自分というひとりの人格が外と内とで分断されていくという矛盾をはらむ。なぜなら、外へ外へと視点が向きすぎると、自分自身の内側とどんどん離れていくことが多く、自分自身との繋がりを失うと、他者との繋がりは空疎で実体のないものになるからだ。

見るべき世界は外側だけではなく、自分自身の内側にもある。自分自身は、外ではなく、常に「ここ」にいるからだ。自分自身との繋がりを失うと、自分自身の全体性を取り戻すことはできない。なぜなら、自分の外と自分の内とを繋ぐ領域が、「繋ぐ」場所ではなく「分断」する場所として働いてしまうからだ。

そうした自分自身の内と外とが重なり合う自由な地を守ってきたのは、まさに芸術の世界だ。外側に見せる社会的な自分と、無限に広がる内なる自分とを繋ぐ手段として。そして、医療も本来的にそうした役割があるのではないかと、臨床医として日々働いていて、強く思う。

私は、外なる世界と内なる世界とを接続させて繋ぐ手段として、子どもの頃から芸術や医療の世界を分けることなく見つめてきた。幼少期に体が弱かったせいで、子どもなりに「いのち」の本質を、自分自身の感性で必死に問い続け、考え続けてきた。

なぜ自分はあの時、死なずに生き残ったのだろう。命が生きるプロセスとは何なのだろう。体は常に生き続けているのに、頭が絶望し自死してしまう場合があるのはなぜなのだろう。赤ん坊の時、誰もが弱者だったのに、なぜそのことを忘れてしまうのだろう。なぜ、人は助け合わないと生きていけない存在なのに、互いを否定し合い阻害し合い、戦争がなくならないのはなぜなのだろう……。

意識せずとも自分の体や心の中から湧き起こってくるすべての身体感覚に対して、「Why?（なぜ?）」「How?（どうやって?）」「What?（何?）」「Where?（どこから?）」と探求し続けてきた。しかし、多くのことは大人になった今も、根本的なところではいまだに謎のままである。

成長するにつれて、その問いに呼応するように、いろいろな人の考えを学びたいと思った。漫画や本や絵画や音楽など、表現手段や表現媒体にかかわらず、切実な思いで表現されているあらゆるものを受け取ってきた。文字化されていなくても、出会ったどんな人からも多くのことを学ぶこともできた。また、実際に自分が体を動かし、身体感覚を通して気持ちの変化を観察してみると、発見が日々訪れることもわかってきた。その一環として文章や物語や詩を書いたり、内なるイメージとしての絵を描いたり、音を鳴らしたり、粘土をこねたり、オブジェのような立体作品をつくってみたりする。それは誰かに見せるためではなく、あくまでも自分自身の体や心との対話のために続けてきたことだ。

大人になり、仕事で外へ意識が向かう時間が多すぎると、内側へ向かう時間を大切にし、違和感やずれを感じた時こそ、必ずそのバランスを取るようにしていた。なぜなら、「わたし」とは、外の世界と内の世界との接点から立ち上がって創発してくるものだからだ。そのふたつの関係性の中から生まれるものならば、どちらの世界もおろそかにすることはできない。

外へ向かう自分と、内へ広がる自分とを繋いでいるのは、命の働き、そのものだと思う。そうしたふたつの方向性を持つ自分は、波打ち際のような「場所」として重なり合い、相互に影響し合っている。命は、どちらの自分も失うことなく、損なうことなく、なんとか全体性を持って調和をはかろうとする働きを持っている。

外側の「わたし」と、内側の「わたし」は、陸と海のように分かちがたく、地続きだ。陸には山があり、海には深海がある。外と内とは反発していながらも惹かれ合っている。閉じられているようで開かれている場所であり、境界でありマージナルな「あわい」にあるものだからだ。それは芸術や医療などという従来の枠組みでは分類できない場所でもある。「いのち」や「たましい」の場所はあまりにも深すぎて、僕らはその一部しか覗くことを許されていないが、古から大切に受け継がれ、育まれ、耕されてきた、豊かな土壌でもある。

内側に広がる自分自身と繋がることができたら、自分以外の人々ともしっかり繋がることができるだろう。自分自身の内側とは、まさに体の世界であり、心の世界だ。医療の本質とは、体や心、命や魂の本質に至ること。そうした原点に、また舞い戻ってくる。それは芸術や文化が求めて積み上げてきた世界と同じではないだろうか。
自分はそうした思いを、読み手の人と分かち合いたいと思う。「分かる」ことと「分かち合う」ことは、同じことだと思うのだ。泥の中から蓮華の花が咲くように、命は、与えられたどんな環境の中でも花を咲かせ、果実を実らせようとするものだから。

忙しい日常の中で、仕事のこと、家庭のこと、それ以外のいろいろなことにも追われながら、夜中や早朝にこうして文字を記し続けた。自分の中にあるかたちのない世界に、文字を符合させ、言葉を調律し、書いては消した。自分の内側に秘めているものとずれがないように外の世界に生み出していく作業は楽しくも辛い作業でもあった。そうしたプロセスに何という感情と言葉を与えればいいのかわからず、今でも困っている。言葉は常に言い過ぎるし、常に言い足りないからだ。

編集の藪下佳代さんには、私の文章を何度も何度も丁寧に読んで、読者が受け取りやすいかたちにしようと愛情を持って付き合ってくれて、本当に感謝しています。自分の独りよがりの世界では、この本は成立しませんでした。アノニマ・スタジオの浅井文子さんにも、いろいろなお手伝いを表に裏にしていただき、足を向けて寝られません。デザイナーの吉田昌平さんには、イマジネーションを刺激される美しい装丁を施していただき、感動しています。実体のない情報だけではなく、実在の物として本をこの世に生み出すからには、物として、存在として美しいものがいいという、自分のわがままを汲み取っていただき、本当に嬉しいです。読み手のみなさんは、物としての本から、表紙のイメージから、何を感じたでしょうか。

本が好きな私は、贈り物として今まで100冊以上の本を贈ってきましたが、この本もそうした本のひとつになればこんなに嬉しいことはありません。

最後に、日々の生活の中で自分を日向でも日陰でも支え続けてくれた妻の幸江と息子の寿太郎、そして自分を生み育ててくれた両親や姉、親族や先祖のみなさまにも、感謝してもしすぎることはないくらい感謝しています。

そして、何よりも読み手がいてこそ、この本は「いのち」を付与されます。読んでいただいたみなさまとの素敵なご縁も、私の人生の宝です。本当にありがとうございました。

稲葉俊郎

河合隼雄、三木成夫、井筒俊彦のすべての著作から大きな影響を受けて、本書を記している。この本のインスピレーションのもととなっているものも多い。思索を深めたい方は、この方々の著作を穴が開くほど精読することを強くお薦めしたい。

◉第三章の「生と死を受け継ぐ人」は『Yogini』（枻出版社）Vol.55 掲載の「光のいのち」に加筆・修正を加えたものです。

◉参考文献
『図解・感覚器の進化—原始動物からヒトへ水中から陸上へ』岩堀修明著（講談社）

稲葉俊郎（いなば・としろう）
1979年、熊本生まれ。医師。東京大学医学部付属病院循環器内科助教を経て、2020年4月より軽井沢へ移住。現在は軽井沢病院院長・総合診療科医長、信州大学社会基盤研究所特任准教授、東京大学先端科学技術研究センター客員研究員、東北芸術工科大学客員教授に就任。「山形ビエンナーレ2020、2022」では芸術監督も務める。医療の多様性と調和への土壌づくりのため、西洋医学だけではなく伝統医療、補完代替医療、民間医療も広く修める。芸術、音楽、伝統芸能、民俗学、農業など、あらゆる分野との接点を探る対話を積極的に行う。共著に『見えないものに、耳をすます』（アノニマ・スタジオ）、著書に『いのちは のちの いのちへ ―新しい医療のかたち―』（アノニマ・スタジオ）、『ころころするからだ』（春秋社）、『からだとこころの健康学』（NHK出版）、『いのちの居場所』（扶桑社）、『ことばのくすり』（大和書房）など。
www.toshiroinaba.com

ブックデザイン　吉田昌平（白い立体）
編集　藪下佳代
浅井文子（アノニマ・スタジオ）

いのちを呼びさますもの
ひとのこころとからだ

2018年1月2日　初版第1刷　発行
2023年8月31日　初版第6刷　発行

著　者　稲葉俊郎

発行人　前田哲次
編集人　谷口博文
アノニマ・スタジオ
〒111-0051　東京都台東区蔵前2-14-14 2F
TEL 03-6699-1064
FAX 03-6699-1070

発　行　KTC中央出版
〒111-0051　東京都台東区蔵前2-14-14 2F

印刷・製本　シナノ書籍印刷株式会社


ISBN 978-4-87758-773-4 C0095
定価　本体1600円＋税

アノニマ・スタジオは、
風や光のささやきに耳をすまし、
暮らしの中の小さな発見を大切にひろい集め、
日々ささやかなよろこびを見つける人と一緒に
本を作ってゆくスタジオです。
遠くに住む友人から届いた手紙のように、
何度も手にとって読みかえしたくなる本、
その本があるだけで、
自分の部屋があたたかく輝いて思えるような本を。